우리는 TV 쇼닥터에게 속고 있다

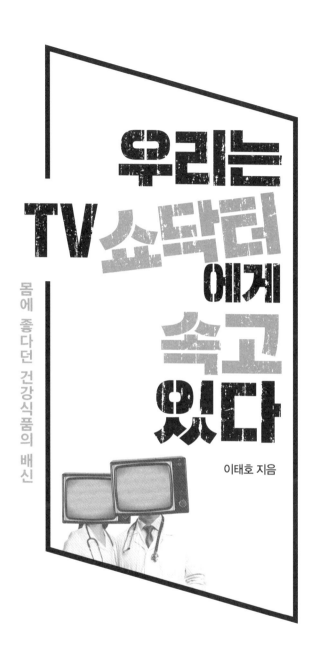

# 우리는 TV 쇼닥터에게 속고 있다

몸에 좋다던 건강식품의 배신

이태호 지음

오픈하우스

# 2장 | 그거 진짜 몸에 좋은 거 맞아?

# 3장 건강상식, 제대로 알기

# 4장 | 뉴스 속 건강 핫이슈

종편이 생기고 나서 '쇼닥터'란 신조어가 탄생했다. 대한의사협회에서는 '의사 신분으로 방송 매체에 출연하여 의학적으로 인정되지 않은 시술을 홍보하거나 건강기능식품 등을 추천하는 등 간접·과장·허위 광고를 일삼는 일부 의사'를 '쇼닥터'로 정의한다. 의사로서 가져야 할 도덕적 사명감을 저버리는 회원들에게 경고와 제재를 가한다는 취지였다. 쇼닥터는 의사뿐만이 아니다. 한의사, 교수, 식품영양학자 등 자칭 전문가로서 TV나 여타 언론 매체에 무책임한 허위사실을 쏟아내고 유포하는 이들을 모두 포함한다.

웰빙 열풍으로 몸에 좋다는 건강 식품이 넘쳐나는 요즘, 이 쇼닥터들의 기세가 심상치 않다. 하루에도 수십 가지 건강정보가 매스컴을 도배하고 동일한 TV 프로그램에서조차 어제는 좋다고 하다가 오늘은 나쁘다고 말한다. 정보의 홍수 속에서 소비자들은 무엇이, 누구의 말이 옳고 그른지 판단하기 쉽지 않다. 건강을 위한 노력을 탓할 일은 아니지만 자칫 거짓정보의 유혹에 빠져 오히려 건강을 해치는 경우가 다반사라는 것이 문제다.

어떤 식품이나 제품이 몸에 좋다 하면 소비자들은 솔깃하여 구매에 열을 올린다. 그러나 그리 오래지 않아 한때를 풍미하던 건강식품은 뒷전으로 밀리고 이내 새로운 것이 등장하여 각광을 받는다. 건강식품은 유행성이 있어 한 번 지나가면 관심에서 멀어지는 속성이 있다. 지금까지 수많은 건강식품이 이를 반복했다. 왜 그랬을까? 당연히 효과가 없거나 신통치 않아 그 사기성을 간파당했기 때문일 것이다.

건강식품이란 건강에 좋을 것 같은 식품들이나 그 성분을 추출 또는 농축해 드링크, 분말, 정제, 캡슐로 만든 것쯤으로 정의할 수 있다. 식품과 약품의 중간쯤에 자리하는 것으로서 정확하게는 '의약품 유사 식품'으로 볼 수 있다. 즉 의약품이 아닌 식품으로 분류되며 평상시 신체 활동에 필요한 영양성분을 공급하는 먹거리로 취급한다.

건강식품은 식품위생법, 의약품은 약사법으로 규제한다. 건강식품은 의약품으로서의 인가를 받지 않았기 때문에 질병의 진단, 치료, 예방을 목적으로 해서는 안 되며 이를 선전해서도 안 된다. 의약품은 임상성적을 제출해 관계기관의 허가를 득한 것이고, 건강식품은 이런 절차가 필요 없어 제품등록만 한 것이 보통이다. 그래서 시중에 나와 있는 건강식품의 대부분은 과학적 근거가 부족하다. 대개는 과대허위선전에 가까운 황당한 것들이라는 뜻이다.

식물 속의 물질을 '파이토케미컬'이라 하고, 필수지방산을 '리놀렌산' 혹은 '오메가지방산'으로, 비타민E를 '토코페롤'이라고 하면서 뭔가 신비한 것이라도 되는 양 말장난을 일삼지만 실은 우리가 일상으로 먹는 식품에 충분히 들어 있는 것들이다.

건강식품은 동의보감의 황당한 효능을 들먹이며 국내에서 자생한 것도 있지만, 대개는 미국과 일본에서 수입된다. 규제가 심할 것 같은 미국은 실은 건강식품의 천국이다. 미국에서는 한때 현대의학에 식상해 대체의학 열풍이 분 적이 있다. 우리처럼 자연치유라는 게 인기가 있을 시기에 정치인들이 이에 편승해 부작용을 알면서도 법적으로 완화하는 절차를 밟은 게 화근이 됐다.

1994년 미 의회는 '보조식품교육법'을 통과시켜 건강식품을 미국 식품의약국(FDA)의 관할품목에서 제외했다. 그래서 등록하기만 하면 의약품이 아닌 일반식품으로 분류돼 과학적인 검증절차 없이도 판매가 가능해졌다. 관계부처는 건강에 의심이 가는 품목이 있어도 "건강에 위험할 수 있다"는 경고만 내릴 수 있을 뿐 이를 규제하지 못한다. 규제를 위해서는 인체에 해롭다는 확실한 근거를 제시해야 하기 때문이다.

미국의 백화점이나 쇼핑몰에는 건강식품 판매대가 따로 있다. 미국에 살아보고 명색이 전문가를 자처하는 필자가 보기에도 먹어도 되나 싶을 정도로 조잡한 물건들이 넘쳐난다. 이들이 여지없이 시차를 두고 일본을 거쳐 한국으로 상륙한다. 종편과 쇼닥터들이 이를 놓치지 않고 선전을 해대고 홈쇼핑이 돈벌이 수단으로 이를 이용하는 수순으로 진행된다.

요즘 종편방송의 행태가 도를 넘었다. 지상파도 이에 가세했다. 엉터리 출연진이 시청자를 우롱하고 허위사실을 유포하는 난장판에 거간 노릇을 한다. 불량지식을 전파하는 부류는 얼핏 전문가로 보이는 사람들이다. 전공도 아니면서 배운 적도, 공부한 적도 없는 사실을 인터넷 검색으로 급조해 익히고는 아는 척한다. 출연자의 대부분이 박사고 의사고 교수니까 권위자처럼 보이는가. 물론 제한된 분야에서는 그럴 테지만 모든 분야에 막힘이 없을 정도는 아닐 텐데 왜 TV의 패널로만 나오면 모르는 게 없어지는지 모르겠다. 권위에 편승하여 '아니면 말고' 식의 무책임한 발언을 쏟아내는 모습을 보면 후안무치하기가 이를 데 없다.

다음으로 책임 있는 곳이 언론 매체다. 사회에 영향력 있고 힘센 권력 중 하나가 방송과 언론 아닌가. 허위나 왜곡 보도도 매스컴을 타면 가공할 위력을 발휘한다. 요즘 종편이, 심지어 지상파마저도 엉터리방송에 경쟁적이다. 왜곡 방송을 하는 데는 방송국 제작진의 책임도 크다. 편성에 주도적 역할을 하는 PD나 작가도 대개는 해당 분야에 문외한이다. 전문가의 조언을 들어 프로그램을 제작하겠지만, 제작 주체가 전문성이 없으니 전문가의 선정부터가 문제가 된다. 맨날 나오는 그 얼굴이 그 얼굴이다. 분야나 주제가 달라지면 전문가도 달라져야 하는 것 아닌가.

방송국은 공익이 아니라 시청률에 목을 맨다. 자극적이고 인기 영합으로 제작하다 보니 막장이 된다. 패널들의 무책임한 발언에 "본 방송 내용은 개인적인 의견일 수 있다"는 면피성 자막을 내보내면 그만인가. 방송마다 관계분야 전문가가 나서서 모니터링 할 필요가 있다. 전문가의 동참이 절실하다.

필자는 십수 년 동안 이런 왜곡된 사실을 바로잡기 위해 여러 언론 매체에 250개가 넘는 주제로 엉터리 유사과학과 쇼닥터들의 주장에 반박 글을 써왔다. 그리고 현재 연재 중인 『중앙일보』의 지면을 통해서 출판사와 연이 닿아 그 글들을 간추리고 묶어 출간하기에 이르렀다. 더이상 소비자들이 쇼닥터의 농간에 속지 않고 올바른 건강 상식을 가지는 데 이 책이 조금이라도 도움이 되길 바란다.

이태호

## 1장

# 건강식품의 배신

## 유산균에 대한 환상

요즘 유행하는 건강식품들 중 가장 대중적인 인기를 누리는 것은 유산균이다. 대부분의 건강식품이 중장년층을 겨냥하는 반면, 유산균은 아기부터 노인까지 온 가족 건강지킴이로 자리 잡았다. 스틱형 포장재에 분말이 들어 있는 유산균 제품은 먹어보지 않은 사람이 없을 정도다. 출시 초기에는 장 건강, 변비 해소에 좋은 제품으로 알려졌다가 그 효능이 차츰 진화해 현재는 면역력을 높여 아토피나 천식, 비염, 혈중 콜레스테롤 감소, 항암, 피부 미용 등에 효과가 있다고 하여 시장규모가 연 3000억대로 급성장했다.

유산균 제품은 흔히 제품명에 '프로바이오틱스probiotics'가 들어간다. 사람 또는 동물이 섭취했을 때 건강에 유익한 효과를 나타내는 균을 총칭해서 '프로바이오틱스'라고 하는데 이는 항생제를 뜻하는 안티바이오틱스antibiotics에 대비되는 신조어이다. 'pro'는 영어의 'for'와 같은 뜻이며 'biotic'은 'life'의 뜻을 담고 있다. 우리의 생명에 유익하다는 뜻으로 보통은 유산균의 다른 이름으로 사용되며, 넓은 의미로는 장속 유익균을 통틀어 부르는 이름이다.

유산균은 당류를 분해하여 유산을 생산한다. 먼저 유산에 대해 알아보자. 우유에 3% 정도 들어 있는 탄수화물을 유당 혹은 젖당이라 부른다. 유당은 포도당과 갈락토스 한 분자가 결합해 있는 올리고당으로, 유산균이 이 유당을 먹이로 하여 유산이라는 유기산을 만든다. 유산은 산성을 띠고 청량감 있는 신맛을 내며 체내에서 많은 열량을 내는 고에너지 화합물이다. 화학적으로 만들어지기도 하나 보통은 미생물 발효에 의해 생산된다.

유산은 유산균에 의해서뿐만 아니라 우리 몸속에서도 생성되는 물질이다. 운동을 격렬하게 했을 때 산소 부족에 의한 포도당의 불충분대사로 생성되며, 체내 축적이 많을 경우 피로를 느끼게 하는 피로물질이기도 하다. 물론 이것도 시간이 지나면 대사(분해)되어 에너지를 내면서 분해되어 없어진다. 생리적 기능이나 약리적 효과가 있는 물질은 아니다. 이 유산을 생산하는 유산균은, 장에 서식하면서 정장작용[1] 등 여러 가지 생리기능을 발휘하며 유해균의 생육을 억제하고 질병을 예방한다고 알려진 유용세균이다. 갓 태어난 아기의 장 속에는 유산균이 먼저 정착하여 외부 감염을 막아준다. 또 항생제의 장기 복용으로 인해 사멸한 장내 유익균의 복원을 위해 살아 있는 유산균 제제를 투여하기도 한다. 유제품을 많이 먹는 유럽의 유목민이 수명이 길고 건강하게 생활한다는 정보는 언론에서도 많이 접했다.

그러나 최근 유산균의 효능에 대한 부정적인 연구 결과가 많이 나오고 있다. 덴마크 코펜하겐대학교 교수팀은 프로바이오틱스가 건강한 성인에게는 아무 효과가 없다는 연구 결과를 발표했다. 프로바이오틱스의 효능을 입증한 학술논문 7편 가운데 1편만 신뢰할 만하다고 하

---

1    장내 청결을 유지함과 동시에 장의 연동운동을 촉진시켜 변비나 설사를 예방하는 것을 말한다.

며 이런 내용을 학술지 『게놈 메디슨Genome Medicine』에 발표했다. 미국 워싱턴대학교 의대는 21개월간 70명의 환자들을 대상으로 프로바이오틱스를 섭취하게 한 결과 별다른 효과가 없는 것으로 확인됐다며 학술지 『감염통제 및 병원역학Infection Control & Hospital Epidemiology』에 게재했다. 세계 3대 학술지 『셀Cell』은 유산균의 유해성과 관련된 2편의 논문을 연이어 실었다. 이스라엘의 와이즈만연구소에서 작성한 것으로서, 면역학자 에란 엘리나브 박사는 프로바이오틱스의 유입이 장내 미생물 간의 경쟁을 유발해 장내 세균 활동이 크게 위축된다는 사실을 밝혀냈다. 특히 항생제 유입 시에 소멸된 장내세균이 다시 살아나야 할 기회를 박탈하는 부작용도 보고했다.

국내 언론에서는 프로바이오틱스가 면역력이 약한 미숙아, 노인, 중증질환자 등에게는 자칫 '균혈증²'을 일으킬 수 있다는 경고를 했다. 프로바이오틱스로 면역이 과도하게 증가한 상태에서 장 점막이 손상되면 그 사이로 균이 들어가 균혈증을 유발할 수 있다는 것이다. 한편 식약처는 소비자가 제기한 부작용 사례를 모아 보니 전체 건강기능식품 부작용 3661건 중 436건(12%)이 유산균 관련이었다고 했다.

최근에는 유산균을 식물성 유산균, 동물성 유산균으로 구분하면서 식물성이 몸에 더 좋다고 광고한다. 김치 등 발효식품에 있는 유산균은 식물성이라 좋고 요구르트에 있는 유산균은 동물성이라 나쁘다는 주장인데 말도 안 되는 소리다. 홈쇼핑 등에는 수입산 유산균이 국내산보

---

2   원래 인체에 세균이 들어오더라도 혈관에 들어가면 백혈구에 의해 곧 제거되므로 혈액 속에는 세균이 없다. 그러나 몸의 한 곳 또는 여러 곳에 염증이 심해서 세균이 많으면 그것이 혈관을 타고 돌아다니는데 이런 상태를 '균혈증'이라고 한다.

다 우수한 것으로 선전하나 사실이 아니다. 이름이 같으면 동일종이다.

　자연계의 생물은 식물, 동물, 미생물로 분류한다. 이 중 미생물은 곰 팡이, 효모, 세균, 바이러스 따위를 말한다. 이름에도 균이 들어가듯 유 산균은 세균에 속한다. 분명 미생물인데 어떤 근거로 식물성, 동물성으 로 분류하는지 모르겠다. 아마도 미생물을 식물 재료에 키우면 식물성 이 되고 동물 재료에 키우면 동물성이 되는 식으로 생각하는 듯하다. 최소한의 과학적 지식도 없이 가짜 효능을 퍼트리는데 피해를 보는 것 은 소비자들뿐이니 참으로 안타깝다.

　유산균은 건강식품 중 병원 처방이 자주 나오는 거의 유일한 제품 이다. 건강식품은 약이 아니다. 얼마만큼의 효과가 있는지도 의문이다. 건강한 사람은 먹어도, 먹지 않아도 상관없다. 결론적으로 병원 처방을 받아야 할 정도로 장 건강이 나쁜 사람만 먹으면 되고, 건강 보조의 목 적으로 일부러 먹을 필요는 없다는 것이다.

# 요즘 브라질너트
# 안 먹는 사람 있나?

하나의 나무 씨앗이 시류를 타고 필수 건강식품으로 둔갑했다. 견과류 효능에 대한 관심이 높아지면서 호두, 아몬드 등을 이어 국민견과류가 된 '브라질너트' 얘기다.

브라질너트는 학명으로 '브라질 호두<sup>Bertholletia excelsa</sup>'다. 브라질, 콜롬비아, 페루, 볼리비아, 기아나 등 아마존의 상류 지역에 자생한다. 높이 60m까지 자라며, 줄기의 직경이 3m가 넘는 것도 있다. 열매는 '오리코'라 불린다. 무게가 2kg 가까이 나가며 열매 안에는 딱딱한 세모꼴 껍질에 싸인 씨앗이 들어 있다. 이 씨앗이 바로 브라질너트다. 고열량, 고단백 식품으로 특히 지방 함량이 60~70%를 차지하며 생으로 먹거나 갈아서 샐러드, 파스타, 아이스크림, 쿠키, 빵 등 여러 용도로 사용한다.

브라질 원주민이 수백 년 동안 식용했으며 전 세계적으로 알려진 것은 비교적 최근인데, 발 빠른 쇼닥터와 국내 홈쇼핑이 경쟁적으로 선전하다 보니 어느새 한국인의 필수 견과류가 됐다. 나쁜 콜레스테롤을 낮추고 심혈관 질환을 개선한다는 오메가-3 지방산과 항산화효과가 있어 암을 예방하며 각종 성인병에 좋은 셀레늄(Se)이 풍부하다는 것이 구매를 자극하는 광고의 핵심이다.

● 건강식품의 배신

브라질너트에 셀레늄이 많고 이 원소가 필수 영양성분임은 맞다. 그러나 우리 몸이 필요로 하는 30여 종의 미네랄 중에 필수가 아닌 것이 없는데 유독 셀레늄이 더 중요한 미네랄인 것처럼 선전한다. 심지어 칼슘, 나트륨, 칼륨, 철, 인, 염소 등은 상당량 필요한 반면 셀레늄은 미량만 있어도 되는 원소에 불과한데도 말이다.

셀레늄은 모든 미네랄이 그렇듯 생체 내에서 여러 기능을 담당한다. 가장 중요한 것이 효소의 보조인자, 즉 '코팩터cofactor'로서다. 활성산소를 없애준다는 항산화효소인 '글루타티온과산화효소glutathione peroxidase'의 보조인자이다.

항산화효소에는 슈퍼옥시드 디스무타아제superoxide dismutase와 카탈라아제catalase 등 몇 종류가 더 있으며 각각의 특성에 맞는 금속이온들이 코팩터로 사용된다. 이들은 셀레늄이 아니라 마그네슘, 망간, 코발트, 구리, 아연 등을 요구한다. 다른 코팩터보다 셀레늄이 특히 중요한 것은 아니라는 말이다. 또 이들 코팩터는 일회성이 아니라 반복 사용되기 때문에 매일 먹을 필요도 없는 물질이다.

셀레늄의 하루권장량은 약 55마이크로그램($\mu$g³)이다. 브라질너트 한 알에는 약 76$\mu$g이 함유되어 있다 하니 한 알만 먹어도 충분하다. 광고에서는 1온스(약 28그램) 기준으로 브로콜리의 156배, 콩의 170배 많은 셀레늄이 있어 좋다지만 우리 인체는 미량만 요구하니 많이 있다고 더 좋을 건 없다. 과다 섭취하는 경우 위장관 장애, 탈모, 손톱의 흰 반점, 가벼운 신경 손상의 원인이 될 수 있어 오히려 해롭다.

---

3    1$\mu$g=0.001mg

견과류에 불포화지방산과 섬유질, 미네랄 함량이 많아 심근경색이나 심부전, 뇌졸중, 심방세동 등의 위험을 낮춘다는 연구 결과들이 있다. 그런데 최근, 스웨덴 카롤린스카연구소의 전염병학 연구팀이 성인 6만여 명을 대상으로 식단과 생활방식, 만성질환 위험 요소 등을 설문조사하고 최장 17년까지 추적 분석한 결과, 실제로는 제한적 효과밖에 없으며 이들 효과도 다른 건강요소에 좌우된다고 발표했다. "견과류를 규칙적으로 섭취하는 사람들은 대체로 젊고, 교육수준이 높았다. 신체질량지수(BMI)는 비교적 낮고 활동적이었으며, 담배를 피우지 않고, 과일과 채소류를 많이 섭취하는 등 여타 건강요소도 함께 갖고 있는 비율이 높았다"는 것이다. 연구팀이 이런 변수까지 고려해 분석한 결과, 견과류 섭취가 심장이 불규칙하게 빨리 뛰는 심방세동의 위험을 줄이는 데에는 다소 효과가 있을지 모르겠으나 다른 심장질환에는 이렇다 할 효과가 없다는 결론을 내렸다.

의학전문지 『코크란 리뷰Cochrane review』에서는 셀레늄이 암 예방에 도움이 되는지를 검증한 결과, 음식이나 보충제를 통한 셀레늄 섭취가 암 예방에 도움이 된다는 근거는 찾지 못했다고 했다. 어떤 연구에서는 오히려 전립선암과 제2형 당뇨병, 피부 이상 등의 예상치 못한 해로운 효과가 드러나기도 했다는 설명이다.

의학정보사이트 'WebMD'에서는 하루 400㎍ 이하로 단기간 섭취했을 경우는 안전할 것이라고 밝혔다. 과량이나 장기간 복용 시 생길 수 있는 여러 위험성을 나열하고는 특히 제산제, 스타틴(고지혈증약), 피임약 등과 혼용 시는 부작용을 경고했다. 따라서 특별히 셀레늄 결핍으로 문제를 겪고 있지 않다면 브라질너트 등 견과류를 통한 셀레늄 추가 섭취가 몸에 나쁠 가능성이 더 높다는 결론이다.

# 오메가-3, 누구냐 넌!

'중성지방을 잡는 들기름'이라는 방송을 보고 황당해 한 적이 있다. 들기름에 들어 있는 오메가-3 지방산(이하 '오메가-3')[4]이 몸속의 중성지방을 태워 성인병을 예방한다는 주장이었다. 오메가-3는 오메가-6 지방산(이하 '오메가-6')[5]과 함께 우리가 꼭 먹어줘야 하는 필수지방산이지만 이들에 중성지방을 태우는 기능은 없다. 둘 다 중요한 물질인데 오직 오메가-3만 특별하게 강조하는 것도 잘못이다.

　대부분의 지방산은 우리 몸속에서 아미노산[6]과 포도당으로부터 쉽게 합성된다. 그런데 몇 종류는 합성이 불가능해 반드시 먹어서 보충해야 한다. 이를 필수지방산이라 부른다. 그렇다고 오메가-3를 매일 챙겨 먹지 않으면 큰일 날 것 같이 말해서는 안 된다. 우리가 일상적으로 먹는 식품이나 식용유(해바라기유, 면실유, 옥수수유, 들기름)에 많이 들어 있기 때문이다. 오메가-3는 바로 필수지방산인 리놀렌산<sup>linolenic acid</sup>의,

---

4　지방산 분자를 구성하는 탄소 사슬의 가장 끝 탄소로부터 세 번째와 여섯 번째, 아홉 번째에 위치한 탄소에 이중결합이 있는 필수 다가불포화지방산으로 생선기름, 들기름 등에 포함되어 있다.

5　지방산 분자를 구성하는 탄소 사슬의 가장 끝 탄소로부터 여섯 번째와 아홉 번째에 위치한 탄소에 이중결합이 형성된 필수 다가불포화지방으로 옥수수기름, 땅콩기름 등에 포함되어 있다.

6　163p 〈아미노산이란 무엇인가?〉 편에서 자세히 설명.

오메가-6는 리놀레산linoleic acid의 별칭이다.

항간에는 중성지방을 기피하는 경향이 있다. 자연계의 모든 지방은 중성지방인데도 말이다. 오메가-3의 함량이 높은 기름도 다 중성지방에 속한다. 산성지방이나 알칼리성지방이란 없다. 오로지 지방은 중성지방일 뿐이다.

중성지방은 없애야 할 대상이 아니라 우리 몸에 반드시 필요한 물질이다. 공복일 때 에너지원이 되고, 피부를 보호하며, 체온을 유지하고, 다른 화합물의 합성을 위한 전구체가 되기도 한다. 특히 뇌를 포함한 모든 세포막의 구성 성분이기도 하다. 우리 몸속에서 남아도는 에너지가 중성지방으로 비축돼 심하면 비만의 원인이 될 수도 있으나 앞서 말했듯 오메가-3가 중성지방을 없애주는 기능을 가지지는 않는다.

오메가 지방산에 대한 부정적인 연구도 많다. 지난 2016년 유럽과 미국 심장관련의학계가 "시중에서는 오메가-3 지방산을 권장하지만, 실제는 심혈관질환의 위험은 낮추지 못한다"는 결론을 내렸다. 이 내용이 최근 미국의사협회지인 『자마 카디올로지JAMA Cardiology』에도 실렸다. 영국 옥스퍼드대학교 의대의 역학연구과 테인기 아웅Theingi Aung 교수팀의 '심혈관에 미치는 오메가 지방산'에 대한 연구 결과다. 환자 77,917명을 메타분석한 결과 "오메가-3 지방산을 복용한 사람과 비복용자 간에 유의미한 차이는 없었다. 심근경색, 관상동맥 발생률에서도 상관관계는 발견되지 않았다"고 했다. 심지어 "현재 미국과 유럽에서 오메가-3 지방산 제제를 심혈관질환 예방 목적으로 권고하고 있지만 이의 변경도 필요하다"고까지 지적했다.

2019년 1월, 비타민D와 오메가-3의 심혈관질환 및 암 예방효과에 대해 실시한 임상시험 결과가 『NEJMThe New England Journal of Medicine』

에 발표됐다. 미국에서 실시된 이 연구는 25,000명이 넘는 피험자들을 상대로 매일 비타민D와 오메가-3 지방산을 투여하여 5년 이상을 추적한 결과, 암과 심혈관계 질환의 발생률은 위약(가짜 약)을 복용한 그룹과의 사이에 차이가 없었으며 부작용도 발생하지 않았다고 했다. 즉, 비타민D나 오메가-3 보충제가 안전하기는 하지만 암과 심혈관질환을 예방하는 효과도 없다는 결론이었다.

이 같은 연구는 국내에서도 찾아볼 수 있다. 국립암센터 명승권 교수는 UCLA와의 공동연구에서 이상지질혈증의 예방과 치료효과에 대한 58편에 달하는 오메가-3 지방산의 임상시험 논문을 메타분석한 결과에서 '효과 없음'의 결론을 내렸다. 심혈관질환 환자의 중성지방을 낮춘다는 임상적 근거도 부족하다는 주장도 폈다.

최근에는 세계보건기구(WHO)가 오메가 지방산을 포함한 다가불포화지방산에 대해 부정적인 견해를 발표했다. 뇌 건강에 좋다고 알려진 것이 실제는 치매 예방 등에 아무런 도움이 되지 않는다는 것이다. 보고서에는 "불포화지방산과 비타민B, E 등을 함유하는 보조식품에 대해 치매 등의 위험성을 줄인다는 주장을 해서는 안 된다(Vitamins B, E, polyunsaturated fatty acids and multi-complex supplementation should not be recommended to reduce the risk of cognitive decline and/or dementia)"고 명시하고 있다. 이에 대해 영국 노팅엄대학 정신건강연구소의 한 교수도 "수많은 사람들이 돈 낭비 하지 않기를 바란다"고 환영의 뜻을 밝히면서, 건강 공포심을 조장해 영양제 마케팅에 열을 올리는 세태에 일침을 가했다.

오메가-3가 기본적인 건강보조제로 인식되어 온 지 오래다. 그러나 효능이 뛰어나서가 아니라 큰 부작용이 발견되지 않아서가 더 정확한 이유로 보인다. 오메가-3는 맛도 고약하다. 캡슐에 싸여 있음에도 불구하고 생선기름 냄새 때문에 삼키고 나서도 비린 맛이 한참 남아 있다. 먹는 것도 고역스럽고 별 효능도 없는 오메가-3를 대체 언제까지 사먹을 것인가.

# 콜라겐을 먹어서 보충하라니!

한차례 대단한 인기를 누리고 사라졌던 콜라겐이 또다시 다양한 제품 형태로 등장하고 있다. 콜라겐이 먹거나 바르는 것으로는 체내에 흡수되지 않는다는 많은 보도가 있었음에도 불구하고 시장이 유지되는 걸 보면 참 신기할 따름이다.

콜라겐은 식물에는 없고 동물에만 존재하는 단백질이다. 세포와 세포를 연결하고 연골, 힘줄, 뼈조직, 피부의 진피조직 등에 많이 함유되어 있다. 인체의 구성 단백질 중 가장 많지만 필수아미노산이 전혀 들어 있지 않아 영양학적인 측면에서는 질 낮은 단백질로 취급한다(단백질의 질적 평가는 필수아미노산의 함량이다). 동시에 소화율도 낮다.

콜라겐은 1000개 정도의 아미노산이 사슬모양으로 결합하여 긴 실 형태의 섬유상[7]으로 되어 있는 특수단백질이다. 보통의 단백질은 20종류의 아미노산이 골고루 적당한 비율로 구성되어 있으나 콜라겐만은 세 종류의 비필수아미노산인 글리신$^{Glycine}$(35%), 알라닌$^{Alanine}$(11%), 프롤린$^{Proline}$+하이드로프롤린$^{hydroProline}$(21%)이 주류를 이

---

7   纖維狀. 동물의 털, 손톱, 발톱, 심줄, 인대, 근육 등과 같이 조직의 형태나 구조를 지탱하는 실 모양의 단백질.

룬다.

콜라겐은 상온의 물에 녹지 않고 열수에 녹는다. 열로 조리하면 사슬모양의 입체구조가 깨지고 젤라틴gelatine이라는 변성 단백질이 된다. 콜라겐이 많아 건강에 좋다고 하는 도가니탕, 곰국 등과 생선·동물의 껍데기, 족 등을 조리하면 실제는 콜라겐이 변성되어 젤라틴의 형태로 녹아나온다. 이들 음식을 섭취하면 여느 단백질처럼 소화효소에 의해 가수분해되어 아미노산으로 변하고, 혈액 속으로 흡수되어 에너지원으로 사용되거나 체내 단백질 합성의 재료 등으로 이용된다. 소화가 되어 박살나면 단백질 본연의 성질은 사라지고 이미 젤라틴도 콜라겐도 아닌 구성아미노산으로 해체된다. 이렇게 되면 다른 단백질의 소화에 의해 나온 아미노산과 구별이 불가능하다. 즉 우유단백질인 카제인에서 나온 글리신과 콜라겐에서 나온 글리신은 다르지 않다는 것이다.

온전한 콜라겐이나 젤라틴은 분자량이 커 단백질의 형태 그대로는 피부나 소화관에서 흡수되지 않는다. 그럼에도 먹는 콜라겐, 바르는 콜라겐, 콜라겐 함유 비누 및 화장품, 건강식품 등으로 큰 시장이 형성되어 있다. 관절통 완화, 주름살 개선, 머리카락의 윤기, 혈관, 뼈, 치아 등에 효능이 있다고 하면서, 마치 먹은 콜라겐이, 아니 젤라틴이 장관腸管의 벽을 통과하여 혈관을 타고 피부 등에 도달하여 주름을 개선하는 것처럼 광고하지만 위와 같은 이유로 그건 불가능하다. 단, 피부에 발랐을 경우 보습 효과를 기대할 수는 있겠으나 주름 개선이 아닌 보습을 위해 군이 비싼 콜라겐 화장품을 고집할 이유는 없을 것이다.

콜라겐의 큰 분자량과 물에 녹지 않는 성질 때문에 체내로 흡수되지 않는다는 비판이 나오자, 효소나 산으로 저분자화한 콜라겐을 만들어 이제는 흡수가 가능하다고 허위선전을 하기에 이르렀다. 그러나 저분자화하더라도 피부나 소화기관에서 그대로 흡수되지 않는 것은 매한가지다. 피부 역시 하나의 훌륭한 세포이기 때문에 분자량이 적다고 해서 물질이 자유롭게 들락거릴 수 있는 것은 아니다. 그렇다면 공기 속, 물속의 온갖 유해물질도 스며들지 않겠는가? 또, 만약 어떤 단백질이 체내에서 소화되지 않고 단백질의 형태 그대로 흡수된다면 심각한 문제가 발생한다. 우리의 면역체계가 이를 적으로 간주하여 공격의 대상으로 삼기 때문이다. 장기 이식의 부작용처럼.

시판하는 콜라겐 제품의 재료는 여러 가지가 있으나 대개 돼지껍데기를 고아서 만든다. 이를 적당히 정제·가공하여 제품화하고 여러 용도로 효능을 선전한다. 정확하게는 콜라겐이 아니라 젤라틴이라 해야 옳은데도 콜라겐이라는 용어를 고집해서 소비자를 현혹한다.

동물의 콜라겐을 먹는 것은 사람의 몸속 콜라겐의 합성이나 보충과는 아무 관계가 없다. 불가능한 얘기지만 만약 사람의 콜라겐을 먹는다 해도 당연 효과는 없다. 어떤 단백질을 먹어도 소화 대상이 될 뿐 통째로 흡수되는 일은 일어나지 않기 때문이다. 앞서 말했듯 콜라겐은 동물성 단백질 중에서 가장 질 나쁜 단백질로 취급된다. 이런 단백질에 어떤 효능을 바라는 것은 허황된 기대에 불과하다. 생각건대 이런 현상은 100세 시대에 오래도록 탄력 있는 피부를 유지하고 싶은 인간의 과잉 욕망이 콜라겐에 대한 집착으로 이어진 게 아닌가 싶다.

## 항산화제의 거품

시중에는 식품에 항산화제만 들어 있으면 만병통치로 통한다. 안토시아닌, 폴리페놀의 보고 혹은 슈퍼푸드라 하면서. 그 중 하나, 아로니아의 열풍은 대단했다. 그런데 왜 그 인기가 사라졌을까.

올 1월, 충격적인 기사를 접했다. 지난겨울 충남 보령의 아로니아 농장에서 8~9월에 거두어들이지 못한 열매가 그대로 썩은 채 방치돼 있다는 것이다. 재배면적이 늘어나고 소비가 줄었기 때문이란다. 여느 건강식품처럼 바짝 감언이설로 팔아먹다가 효과 없음이 탄로나 소비자의 반응이 시들해진 탓이다. 2013년에 킬로그램당 3만 5000원 했던 것이 해마다 가파르게 떨어지면서 최근에는 500원 수준으로 폭락했다고 한다. 값이 70배나 떨어지면서 아로니아 재배 농가들은 수확조차 할 수 없는 지경에까지 몰렸다. 반짝 열풍이 독이 된 케이스다.

우리는 왜 이렇게 항산화제에 열광하는 걸까. '항산화'하면 가장 먼저 떠오르는 효능은 '노화 방지'이다. 항산화제, 항산화작용, 항산화물질 등 '항산화'를 접두어로 쓰는 모든 것이 우리에게 영원한 젊음을 선사할 것만 같다. 항산화는 말 그대로 산화를 막는다는 뜻이다. 그렇다면 여기서 말하는 산화가 무엇이며, 어떤 것이 항산화제인지 알아보자.

생체 내에서 일어나는 반응은 수만 가지가 있는데 크게 산화환원반응, 전이반응, 이성화반응, 탈리반응, 축합반응, 가수분해반응의 6가지 그룹으로 분류할 수 있다. 이 중 항산화와 관련 있는 것이 산화환원반응이다.

'산화$^{oxidation}$'란 어떤 분자가 산소(O)와 결합하거나 전자(e-)를 잃는 것을, '환원'은 그 반대로 산소가 떨어져 나가거나 전자를 얻는 것을 말한다. 우리가 영양분을 섭취한 뒤 체내에서 일어나는 일련의 에너지 대사반응은 모두 전자를 잃는 산화반응이다. 즉 포도당 등의 영양성분이 대사과정을 거쳐 에너지를 내놓을 때 점차적으로 전자가 떨어져 나가면서 산화반응이 진행된다. 이때 전자의 이탈을 막아주는 현상을 '항산화'라 하고, 이런 반응을 방지하는 물질을 '항산화제'라 부른다.

그런데 한 가지 짚어볼 것이 있다. 산화반응을 막으면 우리 몸은 에너지를 낼 수 없으므로 생명을 유지할 수 없다. 그럼 항산화제가 좋다는 말은 틀린 말일까? 정확하게 말하자면 '바람직하지 않은 산화반응만 막아주는 물질'이어야 한다는 것이 전제되어야 한다. 다행히도 이런 에너지대사반응은 바람직하지 않은 산화반응과 격리된 장소에서 진행된다.

'바람직하지 않은 산화반응'은 활성산소가 관여하는 반응이다. 활성산소는 분자 내에 전자가 부족해 주위의 분자로부터 전자를 무차별 강탈하여 자기는 안전한 물로 변하고 주위 분자에는 흠집을 낸다. 이때 활성산소에 의해 전자를 뺏긴 분자는 불안정하게 되어 제 기능을 잃거나 다른 분자로부터 또 전자를 강탈한다. 이런 도미노현상이 활성산소의 위해성이다. 활성산소의 99% 이상은 미토콘드리아[8] 속 전자전달계

---

8    mitochondria, 세포호흡에 관여하는 세포 소기관의 하나로 에너지 생산 공장으로 불린다.

에서 발생한다. 체내에서 만들어지는 활성산소(종)의 주 생성원은 다음과 같다.

1. 백혈구[9]가 세균 등 미생물을 공격할 때
2. DNA, RNA 속 핵산염기(퓨린)가 요산으로 배설될 때
3. 프로스타글란딘[10]이 합성될 때
4. 방사선 치료 등으로 피폭될 때
5. 지방질[11]이 산소에 의해 과산화물이 될 때
6. 미토콘드리아의 전자전달계에서 에너지가 생산될 때

여기서 1~3번은 정상반응이고 4~6번은 비정상반응이다. 일설에는 우리가 들이마신 산소의 2~3%가 이런 반응에서 활성산소로 변한다고 한다. 그러나 이는 가설에 불과할 뿐 정확한 수치는 아니다.

이렇게 만들어지는 활성산소는 체내의 방어기전에 의해 보통은 거의 소거된다. 우리 몸은 이런 활성산소를 소거하는 메커니즘이 잘 구비되어 있기 때문이다. 활성산소가 주위의 분자로부터 전자를 뺏기 전에 항산화제가 잽싸게 전자를 제공하여 안정화시켜준다. 그러면 이때 전자를 제공한 자기는 전자가 부족한데도 괜찮을까? 그렇다. 이상하게도 이놈은 인심이 좋아 전자를 뺏기고도 멀쩡하게 있다. 그래서 멀쩡한 정

---

9   혈액을 구성하는 세포 중 하나로 식균작용을 하여 우리 몸을 방어해주는 일을 하는 혈구세포이다. 혈액은 고체 성분인 적혈구, 백혈구, 혈소판과, 액체 성분인 혈장으로 이루어져 있다.

10   Prostaglandin, 생체 내에서 합성된 생리활성물질로 장기나 체액 속에 널리 분포하면서 극히 미량으로 생리작용을 한다.

11   lipids, 지질이라고도 하며 지방, 콜레스테롤, 왁스 등이 여기에 속한다.

도가 더한 놈을 더 좋은 항산화제로 취급한다.

실제 체내 항산화제로서 효능이 밝혀진 물질로는 비타민 A, C, E, K 및 글루타티온<sup>glutathione</sup> 등이 있으며, 생체 내 효소로는 슈퍼옥시드 디스무타아제(SOD), 카탈라아제 등이 있다. 이 외 시중에서 자주 회자되는, 효과가 의심스러운 항산화제에는 폴리페놀, 베타카로틴, 이소플라본, 안토시아닌, 카테킨 등 그 종류가 무수히 많다. 녹차에 든 카테킨, 포도주의 레스베라트롤, 사과의 쿠세틴, 콩의 이소플라본 등은 모두 폴리페놀류에 속한다. 페놀은 누구나 다 아는 독성물질이다. 고리 구조의 페놀이 몇 개 겹친 물질을 폴리페놀이라 하며 이들에는 인체에 해로운 것도, 무해한 것도 있다.

여기서 우리가 잘 알고 있는 비타민 A와 C조차도 아직 항산화효과에 대한 메커니즘이 확실히 밝혀져 있지 않을 정도로 연구가 미진하다. 어떤 식품이 시험관에서 항산화활성만 나타내도 '세계 몇 대 식품', '슈퍼푸드'라며 호들갑을 떤다. 이는 시험관과 생체 내를 동일시하는 바보 같은 주장이다.

앞에서 항산화제라는 물질은 전자를 인심 좋게 활성산소에 주고 자기는 멀쩡한 성질을 띠는 것이라 했다(물론 멀쩡한 정도에는 차이가 있다). 여기서 문제의 핵심은 이 물질들이 모두 세포 내 활성산소를 발생시키는 요소들을 찾아가 실제로 이들을 없애주느냐 하는 것이다.

이들 물질이 항산화활성을 나타내려면 활성산소가 생성되는 장소에 도달해야 한다. 그것도 활성산소의 대부분이 나오는 미토콘드리아의 내막까지 말이다. 그런데 여기까지 도달하려면 상식적으로 도저히 불가능해 보이는 난관을 돌파해야 한다.

1단계로 소화기관에서 혈액으로 흡수되어야 한다. 소장에서의 물질 흡수는 아직 그 전모가 밝혀져 있지 않을 정도로 복잡하고 난해하다. 어떤 물질이 흡수되고 흡수되지 않는지조차 잘 모른다. 설령 혈액으로 흡수됐다고 쳐도 2단계로 세포막을 통과해야 하는 더 큰 난관에 봉착한다. 세포막의 물질투과성은 엄청나게 까다로워서 물 이외에는 들어가지 못한다. 어찌어찌해서 세포막도 통과했다고 치자. 이제는 활성산소의 대부분이 나오는 미토콘드리아 내막을 통과해야 할 차례다. 이도 세포막 못지않게 철통 방어벽이다. 포도당, 아미노산도 아예 들어가지 못할 정도다. 그런데 심지어 우리 몸에 없는 식물성 물질이 이런 막을 쉽게 통과하여 적재적소에 도달하고 활성산소를 없애준다는 것은 말이 되지 않는다.

항산화제에 대한 연구 논문은 무수히 많다. 좋다는 쪽과 효과가 없다는 쪽이 팽팽히 맞선다. 논문이라는 게 믿을 수도 믿지 않을 수도 없는 그런 것이다. 실험자, 스킬, 장비, 시료, 시약, 심지어 목적과 의도에 따라서도 그 결과는 얼마든지 달라질 수 있다. 양심을 팔고 영혼을 파는 비 양심가도 있다. 업체의 돈을 받고 구미에 맞는 결과를 내주는 사례도 비일비재하다. 비록 신뢰할 만한 논문이라도 교과서에 실리지 않는 것은 하나의 가설에 불과하다.

인체 내에는 활성산소를 없애는 효소가 항상 보초를 서고 철저하게 감시하고 있다. 우리 몸이 이런 대비책을 차질 없이 갖추고 있는데도 대중들이 이를 불신하고 끊임없이 효과도 의심스러운 식물성 항산화 물질을 찾는 이유가 뭔가. 다분히 과잉 걱정이거나 마음의 위안을 찾고 싶은 탓일 게다. 아니면 삶에 대한 집착이 강한 부류에 잘 먹혀드는 공포마케팅의 결과이거나.

# 코코넛오일은 그저
# 기름의 한 종류일 뿐

몸에 나쁘다는 포화지방덩어리 코코넛오일이 건강식품으로 각광받고 있다. 코코넛이란 열대지방에서 나는 야자수의 열매이다. 야자의 속살은 대부분 전분이지만 지방도 상당량 들어 있다. 여기서 뽑아낸 것이 코코넛오일이다. 코코넛오일은 다른 오일과는 달리 '라우르산lauric acid'이라는 포화지방산이 주를 이룬다. 포화지방은 몸에 나쁘다고 하면서 이것만은 예외로 취급하는 이유는 무엇일까.

라우르산은 탄소 수가 12개로 지방산의 길이가 짧아 대사가 빠르고 대사율이 높다는 것이 그 근거다. 틀린 말이다. 우리가 나쁘다고 하는 지방, 즉 탄소 수가 16~18개인 포화지방산도 대사에 있어서는 이와 별반 차이가 없다. 길이가 짧다고 대사가 빠르거나 몸에 특별히 좋은 것은 아니기 때문이다.

조금 더 이해를 돕기 위해 지방과 지방산에 대해 알아보자. 지방은 글리세롤 한 분자에 지방산 3개가 붙어 있다. 이는 '리파아제[12]'라는 소화효소에 의해 가수분해되어 대사된다. 지방에 들어 있는 3개의 지방

---

12  lipase, 지방 속 글리세롤과 지방산의 에스테르(ester) 결합을 자르는 지방분해효소.

산의 구성에 따라 지방의 종류와 물성이 달라진다. 3개가 같은 지방산일 수도 있고 다를 수도 있다. 자연계에 있는 지방산은 탄소 수가 6~20개(C6-C20)로 짝수인 것이 대부분이다. 이 중에서도 16~18개의 지방산이 가장 많이 분포한다. 탄소 수가 6~12개(C6-C12)까지의 지방산은 아주 드물게 존재하는 것으로서 C12의 경우 코코넛오일과 팜유에만 있다. 이 지방산은 식물성이면서도 포화지방산이라 실온에서 고체 상태이다.

모든 지방은 구성 지방산의 종류와 구성비에 따라 녹는점이 달라진다. 포화지방산의 비중이 높은 지방일수록 녹는점이 높아져 실온에서는 고체로 존재한다. 반대로 불포화지방산 함량이 높으면 녹는점은 낮아진다. 코코넛오일도 포화지방산의 비중이 높아 약 24℃ 이하의 온도에서는 굳어 있다. 게다가 코코넛오일에는 필수지방산이 아주 소량 들어 있어 그렇게 질 좋은 지방이라 할 수 없다(지방의 질을 평가할 때는 보통 필수지방산의 함량으로 따진다).

트랜스지방, 나트륨, 콜레스테롤, 당류가 없어 좋다고도 하는데 원래 식물성지방에는 이런 게 들어 있지 않다. 성인병의 원인이라고 쇼닥터들이 둘러대는 콜레스테롤이 없으니까 이런 주장을 하는 듯하다. 라우르산이 모유 성분 중 하나이므로 면역력 강화에 좋다고 주장하나 근거 없는 얘기다.

엑스트라버진 코코넛오일은 더욱 비싼 대접을 받는다. 엑스트라버진 올리브유가 인기를 얻다 보니 그런 듯하다. 그러나 별것 아니다. 엑스트라버진은 과육 즙을 짜 상온에서 숙성하여 기름 층을 분리한 것이고, 일반 오일은 과육을 말린 후 고온에서 압착하여 기름을 짜낸 것이다. 두 종류 간에 물성이나 영양학적 차이는 크지 않다.

엑스트라버진 코코넛오일을 매일 한 티스푼씩 먹으면 다이어트와 노화 방지에 좋다는 말도 있다. 지방은 탄수화물의 2배 이상인 g당 9kcal의 열량을 함유한다. 따라서 탄수화물보다 에너지 함량이 높은 코코넛오일을 먹어 다이어트를 한다는 것은 도저히 납득하기 어렵다. 코코넛오일도 많고 많은 기름의 한 종류일 뿐이다.

## 해독주스에는
## 해독기능이 없다

해독주스는 미국판 쇼닥터가 발명했다는 디톡스<sup>detox</sup>주스(일명 클렌즈 주스)를 우리가 수입하여 번역해 붙인 이름이다. 바로 '해독'을 뜻하는 'detoxication'에서 따온 것이다. '독사나 치명적인 독충에 물렸을 때 미리 동물로부터 만들어 놨던 항체 등을 주사하여 생명을 구하는 것'이 해독인 줄 알았는데 그게 아닌 모양이다. 체내 대사과정에서 생성되는 노폐물이나 활성산소, 외부에서 온 다이옥신, 농약, 항생제 같은 환경 독소, 각종 생리기능을 교란하는 환경호르몬 등의 각종 독성물질을 음식으로 해독한다는 주장이다.

영국과 미국에서도 디톡스주스가 한때 선풍을 일으켰으나 별 효과가 없다는 것이 확인되어 소비자들로부터 외면당했다는 영국 BBC의 보도도 있었다. 미국 『타임』지는 2014년 6대 황당식품 중 하나로 해독주스를 꼽았다. 그런데도 우리는 디톡스란 단어를 해독으로 바꾸고는 몸에 좋다고 난리법석을 떨었다.

해독주스는 양배추, 당근, 토마토, 브로콜리는 삶고 여기에 바나나와 사과를 생으로 넣어 한꺼번에 갈아서 먹는 것을 말한다. 고농축의 항산화, 항염 성분, 식이섬유가 들어 있어 대사 장애나 소화기능, 대장질환, 염증질환의 치료 등에 효과가 있고 만성피로, 생리불순과 신체리

듬 정상화, 다이어트, 부종, 소화 장애, 비염, 아토피 등 피부질환, 천식 등에 좋다는 설명이다. 그러나 재료를 따져보면 별다른 게 없다. 우리가 일상 먹는 흔하디흔한 채소나 과일 중에 왜 이들만을 선정했는지에 대한 설명도 없다.

2018년 10월, 식약처에서 뒷북치는 조치를 내놓았다. 해독주스가 유행하고 소비자를 기만해 주머니를 턴 것이 오래전인데 그제야 단속을 하고 효능이 없다며 다음과 같이 발표를 한 것이다. "다이어트·독소 제거에 효과가 있다고 광고하는 클렌즈주스와 일반 과채주스 제품을 수거해 영양성분을 비교·분석한 결과, 열량이나 나트륨, 당류 함량 등에서 차이가 나타나지 않았다", "식품이 몸의 독소를 빼고, 피를 맑게 하고, 피부노화 억제, 암을 예방한다는 것은 허위·과대광고이다. 온라인 쇼핑몰에서 판매되는 과채주스 218개, 온라인 사이트에서 판매되고 있는 25개 제품과 판매업체 97곳을 적발했다. 여기에 유명 디톡스 카페에서 판매하는 제품들도 다수 포함됐다"는 내용이다. 소비자를 화나게 하는 뒷북, 이미 주머니는 털렸는데 이제 와서 외양간 고치려는 그들의 처사가 정말 황당하다.

관련된 주스의 종류도 참 많다. 몇 가지 열거해 보자.

· **청혈주스:** 해독주스에 이어 청혈주스라는 게 나왔다. 당근 400g, 사과 200g, 귤 100g, 양파 10g, 생강 10g을 같이 갈아 마시면 청혈, 즉 혈관을 청소하고 피를 해독한다고 했다. 혈관의 기름때를 제거하고, 콜레스테롤 감소, 고혈압, 심장병, 발기 부전, 당뇨, 변비, 다이어트에 좋고 헬리코박터의 생육까지 억제한다는 주장이다.

· **청혈장:** 이번에는 주스가 아니라 '장'이다. 청국장에 들기름, 양파,

파, 고춧가루, 소금을 첨가하는 새로운 레시피, 즉 청혈주스의 보조 역할을 하는 장이라 했다. 레몬디톡스에도 고춧가루가 들어가더니 여기도 마찬가지. 게다가 나트륨 때문에 기피하는 소금은 왜 넣는 걸까? 어쨌든 위에 있는 청혈주스와 같이 먹으면 효과가 배가 된다고 한다.

· **청혈차:** 까마중, 은행잎, 국화꽃을 차로 우려내 마시는 것이다. 피를 맑게 하고 마음을 진정시키고 심지어 활성산소를 없애주며, 어지럼증과 심혈관질환, 면역기능을 높인다고 했다.

· **해독스프:** 무 150g, 우엉 100g, 당근 50g, 말린 표고버섯 2g, 북어 10g, 물 800ml를 넣고 약 한 시간 동안 약한 불로 끓여 만든다. 고기와 같이 먹으면 건강한 육식 섭취를 돕고, 뿌리채소가 체온을 높여 면역력 상승과 혈액 정화에 도움을 준다고 한다. 해독스프의 핵심인 뿌리채소를 많이 먹게 돼 육류의 안 좋은 지방을 배출한다는 설명이다. 고기는 먹는 방법이 문제지 먹는 양과는 관계가 없다면서.

· **EM 주스:** 과거 쓰레기처리용으로 사용하던 EM 미생물을 물에 타서 먹으라고 했다.

이 외에도 황금주스, 히포크라테스수프, 미네랄주스, 간 청소 전용 주스, 세포죽, 순환주스, 콩물주스, 청국장주스, 레몬디톡스주스 등등

---

13 Effective Microrganism의 약자로 '효과를 나타내는 미생물'이라는 뜻. 일본의 어느 기업체가 폐수처리용으로 몇십 종류의 유용미생물을 조합하여 하수 처리나 난분해성물질을 제거하기 위해 만들었다. 십수 년 전 수입되어 반짝 잔반, 폐수, 하수구 처리용으로 유행하다 사라진 것이 최근 한의사들이 모여 만든 벤처기업에서 먹는 주스로 만들어 유통하고 있다.

그 이름을 다 나열하기도 어려울 정도로 많은 치료용 주스가 등장했다. 하지만 재료의 선택 기준에 대한 설명도 없고 어떤 근거로 효능이 있다는 건지도 불명확하다. 처음에는 장 청소 효과를 언급하더니 이제 혈관 청소, 간 청소, 콩팥 청소로까지 발전했다. 다음은 뇌 청소 차례인가?

특정한 음식이 혹은 약재가 간이나 혈액을 청소하는 방법은 없다. 식약처의 단속 뉴스 보도 후 해독주스의 인기는 한풀 꺾이는 듯했으나 여전히 온라인상에서 해독주스를 판매하는 수많은 장사꾼들이 아직 남아 있다. 심지어 가격도 비싸다. 식약처의 분석결과보다 판매자들이 말하는 검증되지 않은 효능들을 믿고 싶은 것인가? 다시 한 번 말하지만 해독하는 주스는 없다. 그냥 과채주스일 뿐.

# 버섯이라는 곰팡이

버섯 소비가 급격하게 늘었다. 항암효과 등 건강에 좋다는 소문이 퍼지면서부터다. 그런데 버섯이 곰팡이의 일종이라면 어떤가. 얼른 입에 넣을 수 있겠는가?

생물은 동물·식물·미생물로 분류한다. 미생물이란 세포 하나하나(단세포)가 독립해서 살아가며 훌륭하게 자손을 퍼뜨리고 육안으로 식별 불가능한 생명체를 일컫는다. 미생물은 세균·효모·곰팡이·바이러스로 분류되며 이들은 형태와 성질이 전혀 다르다.

이 중 곰팡이는 세포가 독립하여 생활하기도 하지만 보통은 세포끼리 대나무처럼 직선으로 마디마디 연결되어 실같이 자란다. 이를 사상균絲狀菌이라고 하며 마디 하나를 하나의 세포로 본다. 세포 하나는 육안으로 볼 수 없지만 실같이 연결된 것은 눈으로 보인다. 음식 등의 표면에 번식하는 실 같은 것도 곰팡이지만, 우리가 꽤 자주 먹는 버섯도 바로 이 곰팡이다. 그 실 같은 게 어떻게 갓 모양의 형태로 될까? 버섯 곰팡이는 독특한 성질이 있어 보통 때는 실 모양으로 있다가 어떤 조건이 구비되면 자기들끼리 협동하여 갓 모양의 형태(이를 자실체子實體라 한다)를 이루는 특성을 갖고 있다. 자손을 남기기 위해 자기를 희생하는 일종의 연어 같은 라이프 사이클을 따른다고 보면 된다. 갓 밑의 주름진 부분에는 버섯의 포자가 무수히 매달려 있다. 갓이 완전히 벌어진 버섯을 흰 종이 위에 놓고 털어보면 먼지 같은 것이 많이 떨어진다. 이것은 '씨'가 아니라 '포자'라고 하는 게 정확한 명칭이다. 포자는 적당한 조건만 구비되면 다시 발아하여 곰팡이로 자란다.

버섯은 실험실의 합성 배지[14]에도 잘 자라지만 이때는 곰팡이 균사만 왕성하지 갓 모양의 자실체는 잘 만들어지지 않는다. 때문에 보통은 적당한 천연 배지에 키워서 버섯을 재배한다. 천연 배지로는 나무나 볏짚, 톱밥, 쌀겨(등겨) 등 섬유소가 많은 것을 사용한다. 버섯의 종류에 따라서 잘 자라는 배지가 다르다. 느타리나 양송이는 재배가 비교적 쉬워 톱밥, 짚, 왕겨, 폐솜(무명) 등에 잘 자란다. 비닐하우스에 담요 같은 걸 덮어 놓은 것이 바로 이들 버섯의 재배사이다. 표고버섯은 참나무나 오리나무에 잘 자라기 때문에 참나무를 적당한 길이로 잘라 군데군데 종균을 심어 서늘하고 습기 찬 곳에 두면 버섯이 나온다. 이때 나무의 껍질을 벗기면 그 아래에 곰팡이 균사가 하얗게 퍼져 있는 것을 볼 수 있다. 대부분의 버섯은 동식물의 사체에 번식하는 사물死物기생이며 적당한 조건만 구비하면 인공재배가 가능하다.

그러면 버섯은 무엇을 먹고 자랄까. 나무에는 우리가 아는 섬유소(셀룰로스[15])만 있는 게 아니고 리그닌[16]과 헤미셀룰로스[17]라는 물질이

---

14  식물이나 세균, 배양 세포 따위를 기르는 데 필요한 영양소가 들어 있는 액체나 고체.

15  cellulose, 식물의 세포막과 목질부를 이루고 있는 주성분으로 모든 식물성 물질의 30% 이상을 차지한다.

16  lignin, 식물의 목질부분에 섬유소와 함께 존재하는 고분자 물질. 아주 복잡한 구조를 가지며 당류가 아닌 난분해성 물질이다. 물에 녹는 물질로 펄프공장에서 나오는 진한 갈색의 폐액 속에 많다.

17  hemicellulose, 식물의 목질 부분에 20~30% 들어 있는 다당(탄수화물). 구성당은 포도당이 아니며 자일리톨을 만드는 자일로스 함량이 높다.

같이 존재한다. 대부분의 버섯은 섬유소를 분해해 자라지만 개중에는 리그닌이나 헤미셀룰로스를 먹고 자라는 것도 있다. 버섯의 종류는 무수히 많은데 전부 다 인공적으로 재배할 수 있는 것은 아니다. 인공재배가 불가능한 대표적인 것이 송이버섯이다. 송이버섯은 소나무의 잔뿌리에 기생하여 영양분을 얻고 자란다. 살아 있는 나무에서만 자라기 때문에 활물活物기생 버섯이라고도 한다. 이 버섯은 생육 조건이 까다로워 아무 소나무 뿌리에서나 자라는 것도 아니다. 기후 조건과 토양, 소나무의 종류, 수령 등이 잘 맞아야 자라기 때문에 생산되는 지방이 따로 있다. 이런 종류는 인공재배가 불가능하고 성장 조건이 까다롭기 때문에 가격이 비싸다. 일본에서 이 버섯의 인공재배법을 수십 년 연구했으나 성공하지 못했다.

버섯의 왕이라고 하는 송로버섯도 인공재배가 불가능하다. 귀하고 맛이 일품이라 쉽게 접할 수 없는 종류이다. 복령과 송로(트러플)는 지상에 자실체를 형성하는 종류가 아니고 땅속에서 자라며 형태도 갓 모양이 아니라 감자 모양으로 둥글다. 송로는 한국에서는 잘 자라지 않고 유럽 쪽에서 생산되는데 1kg쯤 되는 것은 억대를 호가한다고 한다. 그래서 돼지나 개를 훈련시켜 전문적으로 채취하는 사람도 있다. 이 외에 동충하초, 상황, 차가 등 약용 버섯은 인공재배가 가능하여 현재는 가격도 그렇게 비싸지 않다.

옛날에는 버섯을 그렇게 많이 먹지 않았다. 생활수준이 높아지고 기호성이 까다로워지니 맛있고 몸에 좋은 것을 찾게 되면서 버섯의 수요가 늘었다. 버섯의 맛을 내는 것은 주로 핵산[18]조미료 성분이다. 물론 MSG도 있다. 핵산 성분은 MSG보다 맛이 강렬해 두 물질을 적당한 비율로 섞어주면 시너지효과를 내 정미성[19]이 크게 증가한다. 이 물질도 미생물발효에 의해 생산되며 현재 시판되고 있다.

가격이 비싸서 그런지 송이버섯을 중하게 여기는 사람들이 많은데 실제로 맛은 표고버섯보다 못하다. 맛보다는 향이 좋은 버섯이라고 할 수 있다. 그 향은 솔잎 뜨는 냄새다. 뜬다는 건 솔잎이 썩기 전에 미생물발효가 일어나 솔잎의 휘발성분이 나오는 현상을 말한다. 솔직히 필자는 그 향이 좋은지 잘 모르겠다. 워낙 비싸니까 향도 좋게 느껴지는 게 아닐까.

버섯에는 식용이 있고 약용이 있고 먹어서는 안 되는 독버섯도 있다. 식용과 독버섯을 구별하기는 대단히 힘들다. 흔히 모양이 예쁘면 독버섯이고 볼품이 없으면 식용이라 하지만 천만에, 독성이 강한 것에도 볼품없는 것이 있다. 모르면 안 먹는 게 상책이다. 식당에서 먹으면서 의심할 필요는 없지만 등산 가서 따 먹는 것은 절대 금물이다. 독버섯에는 여러 종류가 있어 신경과 근육을 마비시키는 신경독, 신장독, 복통, 설사를 일으키는 것, 먹고 나면 웃음을 견딜 수 없어 약효가 떨어질 때까지 계속 웃어재끼는 정말 웃기는 종류도 있다.

오래전부터 약용버섯이 만병통치약인 것처럼, 특히 암에 특효약인 양 과대 선전하여 소비자의 주머니를 많이도 털었다. 이런 버섯에는

---

18 유전정보의 저장과 전달, 그리고 발현을 돕는 기능을 담당하는 뉴클레오티드(nucleotide)라는 단위체로 구성된 중합체.

19 呈味性, 맛이 좋은 물질. 보통 아미노산이나 핵산조미료가 정미성을 나타낸다.

베타글루칸[20]이 들어 있어 항암작용을 한다는 것이 선전의 요지였다. 그러나 이 물질의 약리성에 대해서는 아직 논란이 많다. 지금까지 행한 임상실험에서는 암의 치료성적이 나타나지 않아 아직 약으로 개발된 것은 없다. 베타글루칸은 약용버섯에만 있는 게 아니라 표고버섯을 비롯한 다른 버섯에도 많이 들어 있다. 암을 걱정하여 불필요하게 비싼 버섯을 사먹을 필요는 없을 듯하다.

---

20 β-glucan. 다당류의 일종으로 면역증강작용을 가진다고 알려져 있으며 효모의 세포벽, 버섯류, 곡류 등에 들어 있다. 세포의 면역기능을 활성화시켜 암세포의 증식과 재발을 억제하고 혈당과 혈중 콜레스테롤을 감소시키며 지질대사를 개선하여 체지방 형성과 축적을 억제한다고 알려져 있으나 그 근거는 확실치 않다.

# 요구르트 바로 알기

우리가 요구르트를 먹은 지는 그리 오래되지 않았다. 유산균이 몸에 좋다고 알려지면서 유산균 발효음료인 요구르트가 몸에 좋은 음식이라는 인식이 굳어져 소비량이 급증하고 선호식품이 됐다. 원래 요구르트는 유목민이 우유의 이용성과 저장성을 높이기 위해 개발한 것이다. 우유는 생명을 유지하는 데 필요한 모든 성분이 다 들어 있어 완전식품이라 칭하지만 보관과 유통의 어려움, 어떤 이에게는 설사를 유발하는 등 기호성이 높지 않아 기피하는 사람도 있다. 이를 개선한 유제품이 단백질을 따로 분리해 만든 치즈, 지방을 따로 모은 버터, 유산균으로 발효시킨 요구르트 등이다.

요구르트는 탄수화물인 유당을 유산균이 분해하여 유산(젖산)[21]을 생산해 신맛을 내게 하고 청량감, 보존성을 향상시킨 음료다. 그러나 이때 생성된 유산은 우유의 보존성을 높여줄 뿐 생리적 기능성은 없다. 단지 영양성분의 하나인 유기산일 뿐이다.

시판 요구르트는 크게 발효유와 농후발효유로 나눌 수 있다. 그 기

---

21  무색무취의 신맛이 나는 액체로, 유산균에 의해 유당이나 포도당 등 발효로 생기는 유기산.

준은 고형분의 농도와 유산균의 수로 결정한다. 요구르트에서 무지유 고형분[22]의 농도가 3% 이상에 유산균의 수가 1ml당 1천만 마리 이상인 것을 발효유라 하고, 고형분 농도 8% 이상에 유산균 1억 마리 이상인 것을 농후발효유라고 규정한다. 그냥 발효유는 묽은 액상이라 마시는 용도로, 농후발효유는 농도가 진해 숟가락으로 떠먹는 호상으로 시판된다. 영양적 가치는 농후발효유 쪽이 더 좋다고 볼 수 있다.

이 외에도 발효유와 농후발효유에는 차이가 있다. 액상은 유산균 단일종을 쓰고 호상은 3~4종류의 유산균을 혼합해서 발효한다. 혼합발효에도 회사마다 유산균의 종류가 다르고 혼합균주의 가짓수도 다르다. 제품마다 각종 기능성을 강조하면서 어느 쪽이 좋다고 대대적 선전을 하지만 아직 명확하게 결론을 내릴 수 있을 정도의 논거는 없다.

우유는 액상인데 요구르트로 만들면 왜 호상이 될까? 바로 우유 속 단백질이 유산에 의해 침전되기 때문이다. 우유에 들어 있는 단백질을 카제인[Casein]이라 한다. 이는 우유 속 단백질의 80% 이상을 차지한다. 카제인은 산에 의해 침전하는 성질이 있다. 침전하는 이 pH[23] 지점을 등전점이라고 부른다. 카제인은 4.6이 등전점으로, 발효 시 유산균이 생산하는 유산에 의해 pH가 4.6 근방으로 내려가면 카제인이 침전하여 호상으로 변하게 된다. 꼭 유산이 아니더라도 카제인은 침전한다. 우유컵에 식초를 넣어 pH를 낮추어도 된다. 어떤 산으로도 가능하다. 어린아이가 우유를 먹고 토할 때 가끔 우유가 덩어리져 나오는 경우가 있는데 이게 바로 위산(염산)에 의한 등전점 침전이다.

---

22  전체 고형분에서 유지방을 뺀 고형분.
23  용액의 산성도를 가늠하는 척도로서 용액의 수소이온지수 즉, 수소이온농도를 지수로 나타낸 것이다.

요구르트로 먹은 유산균은 대부분 위산에 의해 죽기 때문에 장까지 도달하기 어렵다. 그래서 위장에서 살아남도록 캡슐로 싸거나 코팅하여 보호하는 작업도 한다. 어떤 요구르트에 알갱이가 씹히는 것이 바로 이런 코팅한 종류인데 과연 이것도 유산균이 장까지 살아서 가는지는 확인할 방법이 없다. 심지어 유산균은 산에 약해서 자기가 생산한 유산에 의해서도 서서히 죽는다. 그래서 오래되거나 신맛이 강한 요구르트에는 살아 있는 유산균이 얼마 남아 있지 않다.

어쨌거나 요구르트가 좋은 음식임에는 틀림없다. 우유라는 완전식품으로 만든 음식이니 영양학적으로 손색이 없고 유당이 분해되어 우유를 마시면 설사하는 사람도 마음 편히 먹을 수 있어서다. 단, 성인병과 비만을 걱정한다면 설탕이나 과일이 첨가되지 않은 플레인 요구르트를 먹는 것이 좋다.

# 자작나무에는 자일리톨이 없다

시중에는 설탕을 죄악시하는 풍조가 있다. 심지어 죄악세, 비만세를 물리기도 한다. 그래서 설탕의 유해성 논란과 함께 이를 대신하는 대체감미료가 우후죽순 쏟아져 나왔다. 그중 하나가 '자일리톨'이다.

대부분 자일리톨이라 하면 충치 예방 껌을 떠올린다. 집요한 광고 덕분이다. 자일리톨은 설탕보다 열량이 적고 혈당지수가 낮으며 충치균의 생육을 억제한다는 믿거나 말거나 한 논문 때문에 껌이나 치약에 첨가하여 대박을 쳤다. 인체에 특별한 생리기능을 발휘하는 것이 아니라고 알려져 있는데도 마치 충치 예방과 치아 건강, 구취 제거, 당뇨 예방에 특효인 것처럼 포장되고 있다.

최근 밝혀진 바로는 하루 1~2개 씹는 껌으로는 충치 예방 효과가 없는 것으로 나타나 식약처가 앞으로 식품제조업체는 자일리톨 껌에 '충치 예방'이란 표기를 하지 못하게 했다. 일반 자일리톨 껌으로 식약처가 인정한 충치 예방 효과를 내려면 성인 기준 매일 12~28개는 씹어야 한다는 것이다.

얼마 전 북유럽 패키지여행 중 핀란드에 들렀는데 마트의 껌이 불티났다. 같이 간 일행들이 싹쓸이하다시피 해서다. 자일리톨을 핀란드의 자작나무에서 추출했다는 광고 때문인 듯했다. 물론 자일리톨을 핀란드와 연결 지을 고리는 있다. 핀란드 사람이 처음 만들었고 그 기능성(?)을 처음 밝혔기 때문이다. 또 자작나무는 한대성식물이라 추운 지방인 핀란드에 밀식도가 높다.

하지만 자일리톨이라는 '물질'은 자연계에 없다. 그러니 자작나무에도 있을 리가 있나. 따라서 자작나무에서 추출했다는 광고는 거짓이다. 단지 자작나무에는 자일리톨의 '원료 물질'이 있을 뿐이다. 그런데 그 원료가 자작나무에만 있는 것도 아니다. 볏짚에도 있고 모든 초근목피에 많이 들어 있다.

그럼 자연에 없는 자일리톨은 어떻게 만들까? 모든 나무(식물)의 목질 부분에는 주성분인 섬유소 외에 헤미셀룰로스라는 다당이 20~30% 정도 들어 있다. 이 헤미셀룰로스의 상당 부분이 자일란인데 이 자일란은 자일로스라는 단당이 수백~수천 개가 결합한 수용성 고분자물질이다. 이 물질에 먼저 강산을 가해 가수분해[24]하여 자일로스를 얻고 다시 화학시약으로 환원하여 당알코올로 전환시킨 것이 자일리톨이라는 것이다. 환원하게 되면 감미는 그대로 유지되나 인간이 에너지원으로 잘 이용하지 못하는 분자 구조로 변한다. 그래서 저칼로리원으로 취급한다. 설탕의 대체감미료로 각광받게 된 이유다.

핀란드에는 활엽수가 많아 제지공업이 발달했다. 목재로부터 섬유소를 뽑아내 펄프를 만들고 남은 폐액에 자일란이 많다. 버리게 되는 재료로부터 자일리톨을 만드니 일석이조라고도 할 수 있겠다. 덕분에 핀란드가 자일리톨 최대생산국이 되었다. 요즘은 국내에서도 생산하

---

24 물분자가 첨가되면서 일어나는 분해반응이다. 사람의 소화기 내에서 소화효소에 의해 탄수화물, 단백질 등이 포도당이나 아미노산 등으로 소화되는 과정이 대표적이다.

고 있다. 실체 이상의 대접을 받는 자일리톨은 여전히 인기다.

# 효소제품과 발효효소의 실체

이런 엉터리 주장이 있다. "효소는 몸속에서 일어나는 여러 가지 생화학반응을 원활하게 촉매하는 작용을 한다. 사람은 태어날 때부터 일정량의 효소를 갖고 있지만 잘못된 식습관이나 노화에 따라 점점 고갈된다. 특히 40세 이후부터는 우리 몸속 효소가 점점 부족해지기 때문에 외부로부터 공급해줘야 한다. 이럴 때 발효효소가 그 대안이다."

어디서 많이 듣던 소리다. 효소제품들을 광고할 때 흔히 쓰는 표현이다. 여기서 첫 문장만 맞고 나머지는 틀린 말이다. 효소는 고갈되는 물질이 아니다. 유전자의 발현에 의해 세포 내에서 필요에 따라 합성되는 단백질이다. 나이 든다고 유전자의 발현이 멈추지 않으며 부족해지지도 않는다.

세포 내 효소를 외부로부터 공급해줄 수 있는 방법은 없다. 효소를 '먹어서' 공급할 수는 없다는 말이다. 설사 가능하다 해도 임의로 공급하면 생명이 위태로워질 수도 있다. 미생물의 단백질은 사람에게는 이물질, 즉 면역학적으로는 적군이 들어오는 것이기 때문이다.

효소는 세포 내에만 있고 세포 내에서만 작용하는 물질이다. 세포 내에 있는 효소는 세포가 죽고 터져 흘러나오기 전에는 절대 밖으로 나오지 않는다. 세포 내에서도 미토콘드리아, 핵, 리소좀, 막 등 각각 존재하는 장소가 다르다. 절대 자기 구역을 이탈하지 않고 고유의 촉매기능만을 수행한다. 예를 들어 간 기능 검사를 할 때 혈액 속에 GOT, GPT라는 효소가 검출되면 간에 이상이 있다고 판정한다. 이 효소들은 간에만 있는 것이다. 간세포 내에만 있어야 할 이들 효소가 혈액 속에 있다는 것은 간세포가 망가지고 터져서 효소가 흘러나왔다는 것을 의미한다.

우리 몸에서 일어나는 모든 반응은 효소에 의해 수행된다. 소화 작용을 비롯해 몸속 수천 종류의 반응이 각기 다른 효소에 의해 일어나며 그 효소의 정확한 숫자는 아직 밝혀지지 않았다. 효소는 예외 없이 단백질이다. 동식물의 효소를 입으로 먹는다 해도 여느 단백질처럼 소화의 대상이 될 뿐이다. 위산에 의해 활성화 기능을 상실하고, 단백질분해효소에 의해 조각조각 나고, 결국은 아미노산으로 분해되어 혈액 속으로 흡수돼 각 세포로 운반 후 대사된다. 당연히 음식으로 먹은 일반 동식물 단백질과 다르지 않은 운명에 처해진다. 단백질은 아미노산으로, 탄수화물은 포도당으로 소화·분해된 후에야 흡수되며, 우리의 장은 소화되지 않은 단백질 등의 고분자를 흡수하는 기능은 없다. 고분자 단백질인 효소가 혈액 속으로 흡수되고 세포 내부로 공급될 리 없는 이유다.

단, 소화효소만은 예외다. 소화제 대신 소화에 관여하는 효소를 먹는다는 것은 일리가 있다. 소화에 관계되는 효소 몇 종은 세포 외로 나온다. 이를 '세포외효소'라 하며 세포 내에는 없는 종류이다. 단백질을 소화시키는 프로테아제protease, 탄수화물을 소화시키는 아밀라아제amylase, 지방을 분해하는 리파아제lipase가 대표적인 이들 소화효소이며 소화관으로 분비된다. 프로테아제는 위와 췌장에서, 아밀라아제는 입, 췌장, 소장에서, 리파아제는 대부분 췌장으로부터 나온다. 이 효소들의 분비가 시원찮거나 소화가 잘 안 될 때 이를 보충해 주는 것이 바로 소화제라는 복합효소제제이다.

효소는 일반적으로 열과 산에 약하다. 소화제에 들어 있는 효소는 위산의 산도에 잘 견디는 종류를 선택해서 제조한다. 그래야 산성의 환경에서도 음식을 잘 분해할 수 있기 때문이다. 시중에서 판매 중인 발효효소에 이들 소화효소의 종류가 다소 들어 있을 수는 있다. 이들 제품에 들어 있는 효소가 위산에 견디고, 프로테아제에 견딘다는 조건만 충족한다면 소화제의 역할을 조금은 대신 할 수 있겠으나 그럴 가능성은 높지 않을뿐더러 약품으로 나와 있는 소화제하고는 비교도 안 될 정도로 기능이 떨어진다.

실상은 이렇지만 광고에 현혹된 소비자들에 의해 발효효소 제품들은 날개 돋친 듯 팔려나간다. 효소 관련 건강식품은 역사가 제법 오래됐다. 수십 년 전에 일본에서 시작해 대유행했던 '현미효소'가 시초 격이다.

현미효소는 정확하게 말하면 현미가 아닌 현미등겨로 만든다. 현미등겨에 물을 뿌려 수분을 머금게 한 뒤 열로 살균하거나 그대로 메주나 누룩 제조에 사용하는 누룩곰팡이(혹은 고초균)를 번식시킨 것이 현미효소다. 이 곰팡이는 프로테아제와 아밀라아제의 생산능력이 우수해 이를 이용해 만든 발효제품에는 두 효소의 함량이 매우 높다. 따라서 우리가 식사 때 함께 먹으면 음식의 소화를 도와줄 거라는 짐작이 간다. 소화효소와 유사한 효소가 있어 소화 촉진에 다소 도움이 될지는 모르겠으나 세포 내 고갈되는 효소를 이로 공급해준다는 말은 허위다.

현미효소에서 한 걸음 더 나아가 발아현미효소라는 것도 나왔다. 싹 틔운 현미에 누룩곰팡이를 번식시킨 것이 이 제품이다. 현미에는 쌀눈이 그대로 남아 있기 때문에 적당한 수분과 온도를 제공하면 싹이 튼다. 싹을 틔우면 씨앗이 식물로 자라기 위해 수많은 변화와 반응이 일어난다. 원래 현미에 없던 물질이 생겨나고 기존에 있던 물질의 함량과 상태가 달라진다. 그런데 이를 두고 식이섬유나 비타민 등이 많아진다고 검증되지 않은 낭설로 소비자를 현혹한다. 일반 현미보다 영양학적으로 우수하다고 할 근거가 없지만 한 가지 공정을 더 거쳤으니 가격은 더 비싸고 소비자는 더 좋은 식품으로 인식하게 된다. 곡물발효효소라는 것은 여러 곡물을 섞어 위와 같은 방식으로 제조한 것에 불과하다.

따라서 시판되는 효소제품들은 소화기능에 약간의 도움을 줄 수는 있겠으나 소화가 잘 안 되면 그때그때 소화제를 사다 먹으면 될 일, 평소 발효효소를 영양제처럼 챙겨 먹는 것은 권하고 싶지 않다. 체질 개선, 영양 보급, 항염·항균 작용, 혈액 정화 등의 과대광고가 아니라면 먹어서 나쁠 거야 없다. 비싼 만큼의 가성비가 없어서 그렇지.

## 코코넛슈가도 설탕입니다

'건강한 단맛', '당뇨에 좋은 설탕'. 바로 '코코넛슈가'를 두고 하는 말이다. 건강과 단맛, 당뇨와 설탕이라니. 어울리지 않는 단어의 조합이다. 앞서도 언급했지만 설탕, 그중에서도 하얗게 정제한 백설탕은 건강을 해치는 주적으로 취급한다. 이후 대체감미료 붐이 일면서 코코넛슈가가 등장했다. 코코넛오일도 그렇게 좋다고 하더니, 코코넛 추출물을 왜 이리 신비화하는 걸까.

코코넛은 야자수의 열매를 말하는데, 코코넛슈가는 열매가 아니라 꽃순에서 나오는 수액을 가열해 수분을 증발시켜 만든 것이다. 백색이 아니라 황설탕처럼 누런색이어서 건강에 덜 해로울 것 같아 보이는 경향이 있는데, 이것은 야자수 수액을 농축하여 결정화시킬 때 열에 의해 생기는 캐러멜색소 때문이다. 설탕에 열을 가하면 황색으로 변하는 것과 같은 이치다. 이는 수액 속의 설탕과 포도당이 변한 것으로, 달고나의 갈색 또한 이 캐러멜색소의 영향이다.

코코넛슈가는 사탕수수 즙으로 만든 원당[25]이나, 단풍나무 수액을

---

25  설탕의 원료가 되는, 정제하지 않은 설탕.

농축해 만든 메이플시럽 등과 구성성분, 당 조성에 있어서는 별반 다르지 않다. 수크로스[26]의 함량에는 다소 차이가 있지만 사탕수수 즙으로 만든 설탕은 몸에 나쁘고 야자수 수액으로 만든 당분(설탕)은 좋다는 건 납득하기 어렵다. 식물의 수액이나 과일즙 등에서 얻는 단맛은 예외 없이 설탕 아니면 포도당[27]과 과당[28]이기 때문이다. 고로쇠 수액도 마찬가지다.

코코넛슈가의 단맛 또한 설탕인데도 그 기능이 대단하다고 선전한다. 이눌린, 칼륨, 비타민, 미네랄이 많아 좋고, 혈당을 낮추며, 지방 합성을 억제하고, 혈당 지수가 35로 백설탕의 절반 정도라 다이어트와 당뇨에도 효과가 있다는 것이다. 하지만 백설탕도 보통 당 지수가 65 정도로 그렇게 높지 않다. 설탕의 구성당 중 하나가 과당인데 이 당은 당 지수를 높이지 않기 때문이다.

이눌린은 돼지감자, 야콘 뿌리의 주성분으로서 사람이 소화시키지 못하는 다당의 한 종류다. 식이섬유를 칭송하는 분위기에 편승한 엉터리 주장인데, 코코넛슈가에 이눌린이 정말 들어 있기나 한 것인지도 명확하지가 않다. 설사 있다 한들 약리 효과를 나타낼 리 없는 흔하디흔한 다당으로써 인간이 돼지에게나 먹이던 하찮은 물질일 뿐이다. 칼륨, 비타민, 미네랄은 설탕의 원당과 메이플시럽에도 다 들어 있다. 물론

---

26  sucrose, 한 분자의 포도당과 한 분자의 과당이 연결된 이당류. 사탕수수, 사탕무 따위의 식물에서 추출한 수크로스를 정제하여 설탕을 만든다.

27  포도당은 영어로 글루코스(glucose)라 하며 자연계에 가장 흔한 당(단당)이다. 보통 단독으로는 있지 않고 전분이나 섬유소의 구성성분으로 존재하며 효소에 의해 분해되어 유리되어 나온다. 대다수 생물의 가장 좋은 에너지원으로서 한국인은 필요한 에너지의 60% 정도를 포도당으로부터 얻는다.

28  포도당과 함께 과일 속에 유리 상태로 들어 있거나 포도당과 결합하여 수크로스 형태로 존재한다. 당류 중 감미가 가장 강하다.

양적인 차이는 있겠지만 효능을 따지자면 그 차이가 미미한 수준이다.

코코넛슈가가 당뇨환자에게 좋다는 것은 거짓이며, 좋기는커녕 설탕을 먹는 것과 다를 바 없다. 혈당 지수가 35라는 것도 신뢰하기 어렵다. 불순물이 많이 섞여 있으면 당 지수는 내려간다. 당연 설탕의 경우도 원당과 정제당의 혈당 지수에는 차이가 있다. 불순물이 많은 원당과 코코넛슈가의 당 지수도 거기서 거기라는 말이다. 혈당 지수만 가지고 식품의 우열을 가리는 것도 옳지 않다. 그렇게 따지면 혈당 지수 100인 포도당이 가장 나쁜 식품이 된다.

당 지수가 낮으니 단맛도 덜한가? 당연하다. 불순물이 많아서 그렇다. 원래 먹던 만큼의 단맛을 내려고 하면 많은 양을 사용할 수밖에 없다. 설탕 한 스푼 쓰던 것을 코코넛슈가 두 스푼을 써야 비슷한 정도의 단맛을 낼 수 있기 때문이다. 코코넛슈가는 일반 설탕보다 몇 배나 더 비싸다. 그냥 설탕 사용을 반 스푼 줄이면 될 일이다.

## 육각수 기억설,
## 물의 영특함에 대하여

인체에 미치는 물의 중요성에 편승하여 효과도 의심스러운 이상한 기능수들이 쏟아져 나왔다. 육각수, 알칼리이온수, 전해환원수, 수소수, 탄산수, 해양심층수, 미네랄워터, 스포츠음료, 지장수, 광천수, 각종 약수 등등 몸에 좋다는 물 종류는 이루 헤아릴 수 없을 정도로 많다. 그중 사기 상술의 압권은 육각수다. 육각수가 뇌졸중, 위장병, 당뇨병 등 각종 성인병을 비롯해 비만 예방, 노화 방지와 아토피 치료에도 효능이 있다는 주장이다. 육각수를 만든다는 고가의 기계도 판매되고 있다.

이는 육각수가 인체 세포에 가장 흡수가 잘 되어 세포를 활성화하고 각종 질병의 치유에도 효능을 나타낸다는 보고에서 비롯됐다. 초기에는 각광을 받는 듯했으나 지금은 통용되지 않는 이론으로 치부된다. 그 내용은 다음과 같다.

물이 순수하고 온도가 낮을수록 여러 분자가 결합하는 경향이 높다. 몸에 좋다는 6개 분자가 결합한 육각수는 10℃에서는 3~4%, 0℃에서는 10%, 영하 30~40℃에서는 대부분이 육각형으로 되며, 차가운 물만 마셔도 어느 정도 육각수를 섭취할 수 있어 인체에 좋은 영향을 미친다는 주장이다. 그러나 이런 논거는 후속 논문이 발표되지 않아 설득력을 얻지 못했다.

물분자가 서로 결합하는 이론은 이렇다. 물은 산소 1개와 수소 2개로 구성되어 있으며, 산소는 약하게 −이온으로 수소는 +로 이온화하고 있어 서로 끌어당겨 붙으려는 성질을 갖고 있다. 이를 수소결합이라 한다. 따라서 물은 여러 분자가 결합한 형태로 존재하며 그 결합력은 극히 약하기 때문에 붙었다 떨어졌다를 반복한다. 실온에서는 평균 약 3.4분자의 물이 서로 수소결합해 존재한다고 알려져 있다.

문제는 물의 수소결합이 온도의 변화에 민감하다는 데 있다. 상식적으로 따져도 온도에 따라 수시로 변하는 물분자의 숫자가 6개 결합하여 항상 육각수로 존재할 리 없다는 것이다. 인위적으로 일시 육각수를 만들었다고 해도 체내로 흡수되어 온도가 바뀌면 그대로 그 구조가 유지되지 않기 때문이다. 이런 반론에 대해 "물의 기억력이라는 특이한 현상 때문에 걱정할 필요가 없다. 육각 고리 모양의 정보가 입력된 물은 몸에 들어가 온도가 높아지면 잠시 오각 고리로 바뀌었다가도 원래의 분자 형태로 되돌아오는 탁월한 기억력을 가지고 있다"라는 터무니없는 주장을 내세우며 합리화한다.

물의 기억력이란 어떤 정보를 경험시키면 물이 그 정보를 기억하고 있다가 인체에 영향을 미친다는 설이다. 또 모든 물질의 파동정보를 물에 담아 사용할 수 있다고도 한다. 암을 억제하는 정보, 갱년기 여성과 남성을 위한 정보, 두뇌를 활성화시키는 정보 등등 적용범위는 모든 질병을 망라한다.

한술 더 떠, 약재 등 특정 성분을 포함한 물은 아무리 희석해도 그 성질을 잃지 않고 기억하고 있다는 주장이다. 가령 아스피린을 물에 녹였다가 이 물을 수백, 수천 배 희석해도 아스피린의 효능을 물이 그대로 기억하고 있어 진통해열효과를 나타낸다는 식이다. 이렇게 되면 고

생스럽게 약물 치료를 할 이유가 없다. 물로도 충분히 치료가 가능할 테니 말이다. 더 황당한 것은 칭찬을 들려준 물과 욕을 들려준 물이 인체나 식물의 성장에 미치는 영향이 다르다는 것이다.

육각수 기억설을 주장하는 자들에게 이런 질문을 던지고 싶다. 그렇다면 이 육각수는 어떤 물질의 약효만 기억하고 다른 부작용에 대한 기억은 하지 못하는가? 물이 어떤 정보를 그렇게 잘 기억한다면 물이 지금까지 접촉했던 나쁜 정보들은 어찌된다는 건가?

# 고칼로리인 벌꿀로 하는
# 허니다이어트

다이어트 시장은 초고속으로 성장하고 급변한다. 어떤 다이어트가 유행한다더라, 나도 한번 해볼까, 생각하면 이미 다른 다이어트법이 등장해 있다. 특정식품으로, 혹은 식품의 특정성분을 추출하여 만든 제품으로 다이어트에 성공했다는 광고는 늘 대중을 현혹시킨다. 그중 하도 기가 막힌 다이어트가 있어 짚어본다. 벌꿀을 먹어서 살을 뺀다는 허니다이어트다. 생명과학을 평생 공부한 필자가 알기로는 탄수화물 중 가장 칼로리가 높고 단시간에 에너지를 내놓는 식품이 바로 벌꿀이다. 운동 후 물에 타 먹으면 피곤이 회복될 정도다.

이런 고칼로리의 벌꿀을 먹어서 다이어트를 한다는 주장은 영국의 어느 약사가 쓴 책에서 비롯했다. "자기 전에 벌꿀 50g 정도를 먹어 육체가 쉬는 시간에 뇌에 포도당을 공급하면 뇌가 포만감을 느끼고 체지방 분해가 운동할 때보다 더 활발하게 일어나 현저한 체중 감소가 수반된다"는 논리다.

잠을 자고 있는데 체지방 분해가 왕성하게 일어나고 운동할 때보다 에너지 소모가 높다니. 이 말은 우리 몸의 생리현상과 자연법칙을 무시하는 주장이다. 잠잘 때 에너지 소모는 최소가 되는데 왕성하다고 하는 것은 무슨 영문인가? 특히 이 책에서 가장 해괴한 부분은 설탕을 먹어서는 절대 안 되는 식품으로 매도하고 벌꿀은 신비한 식품으로 칭송하고 있다는 점이다.

필자는 설탕을 '신이 내린 음식'이라고 주장해왔다. 지구상에서 가장 흔한 최고의 에너지원이기 때문이다. 모든 음식이 그렇듯이 지나치게 먹으면 좋지 않다. 많이 먹어 탈나는 부작용을 음식에게 돌리는 대표적인 사례가 바로 설탕이다.

물론 설탕과 벌꿀은 같지 않다. 설탕은 포도당과 과당이 서로 결합해 있는 2당, 즉 올리고당이고, 벌꿀은 꽃에 있는 설탕을 벌이 물어다 효소로 그 결합을 잘라놓은 식품이다. 단순히 잘린 것과 잘리지 않은 것의 차이일 뿐인데 이것이 몹쓸 식품과 신비한 식품으로 갈라놓는 기준이 된 것이다.

설탕은 소화기관에서 혈액 속으로 흡수되면서 순식간에 결합이 잘려, 단당인 포도당과 과당으로 변한다. 벌꿀과 성분이 똑같아지는 것이다. 결합을 잘라놓은 꿀을 먹으면 설탕보다 흡수가 빨라 좋다고 하면 그나마 이해 못할 것은 아니지만 그렇다고 해도 별 차이가 나지 않는다. 순간적 흡수의 빠름과 느림이 생리적으로 어떤 차이가 있다고는 볼 수 없다. 성분이 똑같고 생리적 기능이 같은데 하나는 다이어트에 도움이 되고 하나는 비만의 원인이 된다고 매도하는 것은 과학적 근거가 없는 주장이다.

소비자들은 벌꿀에 꽃의 알 수 없는 효능이 있을 것 같고 벌이 토해낸 신비스러운 물질이 있을 것으로 기대한다. 하지만 지금까지 밝혀진 바로는 별게 없다. 비타민과 미네랄이 아주 소량 있지만 있으나 마나 한 양이다. 흑설탕보다도 적은 정도다. 한술 더 떠 벌집도 약으로 취급한다. 벌통의 틈새를 메우는 부분에는 한때 오메가-3, 글루코사민과 함께 건강식품 3대 제왕으로 군림했던 프로폴리스를 비롯한 수십 종류의 물질이 존재한다. 그중에는 병충해를 방지하는 항균물질도 있고 여러 종류의 왁스 성분도 있다. 이런 성분들은 극단적인 소수성[29]이라 물이나 꿀에는 녹아나오지 않으니 벌꿀에도 이런 성분은 없다.

요즘은 고지저탄(고지방 저탄수화물)이니 간헐적 단식이니 하는 다이어트가 유행인 듯하다. TV에서 특집 방송을 한 뒤 온 국민의 관심사가 되기도 했다. 책에 나왔다고, TV에 나왔다고 너무 혹하지 말자. 이 또한 유행을 타다가 지나갈 것들이다. 다이어트에 성공하려면 적게 먹고 운동하는 게 불변의 진리다. 아니면 맛없는 음식만 골라 먹든지. 비공식통계에 의하면 그동안 지나간 다이어트법이 2만6천여 가지나 된다 하니 놀랍지 않나. 다 효과 없음이 탄로나 사라진 것들이다.

---

29  물과 친화력이 적은 성질.

# 체내 지방 녹인다는 석류즙과 크릴오일, 믿을 수 있나?

그동안 체내지방을 빼준다는 음식과 방법이 쇼닥터에 의해 수도 없이 등장했지만, 그중에서도 가장 기가 막히는 쇼 한둘을 소개한다. 우선 과일 같지도 않은 석류 이야기다. 석류에는 에스트로겐 유사 호르몬이 많이 들어 있어 여성의 갱년기 장애에 좋고 항산화물질이 있어 암에도 효력이 있다는 등 예찬이 요란했다.

이제는 체내 지방을 녹여낸다는 황당한 주장까지 등장했다. 물 위에 돼지기름을 띄워놓고 석류, 양파, 부추즙을 각각 부어 일정 시간이 지난 후 기름이 줄어든 양을 보여주고는 석류즙이 혈관 속 기름을 녹인다는 실험이었다. 한의사가 나와 시연을 하고 양의사가 추임새를 넣는 식으로 방송이 진행됐다. 컵 속과 혈관 속을 동일시하는, 소화 및 물질의 흡수과정을 전부 무시하고 인간의 생리현상이 컵 속의 변화와 같다는 비논리를 버젓이 방송에서 펼친 것이다.

얼마 전 중국에서 과일이나 야채 주스가 몸에 좋다 하니 먹는 것보다 혈관에 직접 넣으면 더 좋을 것이란 착각에 실제 과일주스를 주사기로 혈관에 주사해 피실험자가 중태에 빠졌다는 기사가 신문에 났다. 이런 허접한 방송을 보면서 한국에서도 그런 일이 벌어질 수 있겠다는 생각이 들었다.

또 하나, 최근 같은 방송국에서 한의사가 아닌, 양의사가 재료를 달리해 똑같은 시연을 했다. 이번에는 주스 대신 크릴(새우) 오일과 식용유를 비교해 크릴 오일이 돼지기름을 물에 잘 분산시키는 실험을 보여주고는 혈관 속 지방을 빼준다는 내용이었다. 이런 현상은 크릴 오일에 물과 기름이 잘 섞이게 하는 유화제 성분이 들어 있기 때문이다. 신기할 것도 없다. 이런 분산현상과 체내 지방의 제거와는 아무런 상관관계가 없다.

사실 혈액 속 지방(기름)은 그들이 말하듯 물 위에서처럼 둥둥 떠다니지 않는다. 리포단백질lipoprotein이라는 알갱이(과립)가 안전하게 실어 나르기 때문에 혈관에 달라붙거나 막는 현상은 일어나지 않는다. 만약 석류즙 등에 기름을 녹이는 성분이 있다 해도 이 물질이 소화과정을 거쳐 혈관 혹은 세포 속으로 들어가 그 속에 있는 지방을 녹여 없앤다는 것은 말이 되지 않는다. 체내 지방을 녹이는 물질은 독약으로 작용한다. 막 구조를 파괴하고 몸속 필수인 지방까지 제거할 테니 말이다. 최근에도 같은 방송을 반복했다. 이번에는 부추와 양파를 생강, 시금치로 바꾸고는 출연한 의사를 달리해 또 쇼를 벌였다.

몸속 지방을 없애는 방법은 많이 움직이는 것밖에 없다. 운동이든 노동이든 우리가 운동을 지속하면 먼저 간이나 근육 속에 소량 저장된 탄수화물인 글리코겐이 대사되면서 에너지를 공급한다. 이 물질이 고갈되면 지방으로 대체된다. 따라서 운동량이 많거나 부하가 심한 노동에 의해서만 지방이 소모되어 체중이 줄어든다.

인간의 몸은 음식이 귀했던 시절(기근)을 기억하고 있어, 있을 때 최대한으로 먹어 비축하는 기능이 있다. 게다가 일단 쌓인 지방은 절약모드로 전환해 좀처럼 소비하려 들지 않는다. 이른바 소비를 최소한으로 줄여 비상시를 대비하겠다는 본능이다. 이게 다이어트를 해도 좀처럼 체중이 빠지지 않는 까닭이다. 다이어트를 끝내고 정상 식이로 돌아오면 단기간에 말짱 도루묵이 돼버리는 요요현상도 이를 뒷받침한다.

주제와 좀 거리가 있지만, 괜한 상상을 해보자. 인간이 얼마를 굶으면 살이 빠지고 죽을까. 보통 성인이 사회활동을 할 때 하루에 필요한 에너지가 2300kcal쯤 된다고 한다. 이는 지방 약 260g이 내놓는 열량에 해당한다. 아무것도 먹지 않고 10일을 버티면 2.6kg이 줄어든다. 물론 운동을 열심히 하면 하루 1kg 이상도 줄일 수 있다. 단식투쟁에는 단연 비만한 사람이 유리하고 오래 버틴다.

영국에서의 기록이다. 22명이 물만 먹고 벌인 단식투쟁에서 46일에 1명, 73일에 1명, 8명은 그사이에 죽었다. 살아남은 12명은 도중에 단식을 중단했는데 체중이 평균 35% 감소했다. 이때 체지방의 70~90%, 단백질이 30~50%가 줄었다. 몸속 필요불가결한 최소한의 지방만 남게 되면 이제는 근육 단백질이 소모되기 때문이다. 죽지 않고 버틴 세계기록은 382일이다. 204kg이던 사람이 127kg으로 몸무게가 줄었다.

요즘은 대부분 육체의 건강보다는 외적인 아름다움을 위해 다이어트를 하는 경우가 많다. 단시간에 살을 빼고 싶은 사람들에게 이런 제품들은 걸려들기 좋은 비싼 미끼일 뿐이라는 걸 명심했으면 한다.

# 노니, 신이 준 선물인가?

연일 TV에서 쇼닥터들이 노니 예찬에 열을 올리고 있다. 쇼닥터와 짠 건지 홈쇼핑과 동시방영이 한창이다. 한마디로 엉터리들의 온퍼레이드를 방불케 한다. 이도 한탕하고 곧 유행이 지나가겠지만 그 선전과 소비자의 호응도가 심상찮다. 브라질너트나 아로니아의 재림처럼, 노니 또한 만병통치의 대명사 취급이다. 해독작용이 뛰어나 염증 억제에 많은 도움을 주고 피부재생, 면역력 강화, 항산화, 다이어트, 성인병 예방, 당뇨, 콜레스테롤, 암, 관절염에 효과적이라는 과대허위선전은 여느 건강식품과 다르지 않다.

노니는 괌·하와이·피지 등 주로 남태평양 지역에서 서식하는 열대식물로, 크기는 3~12m로 다양하다. 하얗고 작은 꽃을 피우며, 10~18cm 정도의 울퉁불퉁한 주먹 크기의 열매를 맺는다. 열매는 초록색에서 하얀색으로 변하며 그 냄새는 역하고 맛이 쓰다. 옛날 구전으로 내려오는 민간요법으로 사용된 약재의 한 종류이다. 과일의 범주에 속하나 두리안보다 악취가 더 나고 맛도 없어 그 자체로 먹기는 힘들고, 보통 가루나 당분을 첨가한 주스 식으로 먹는다.

사이비 건강식품은 미국과 일본이 우리보다 한 수 위다. 미국에는 벌써 오래전에 노니의 허위과대선전이 소비자를 기만했다는 증거가 있다. 미국식품의약국은 노니를 마치 의약품인 양 12가지 검증되지 않은 건강 효과를 주장하는 회사들에 경고장을 두 번이나 보냈다.

부작용도 언급된다. 노니를 과다 섭취하면 복통, 설사, 구토 등이 발생한다. 특히 노니에는 칼륨이 많이 함유돼 있기 때문에 고혈압 환자와 신장질환자는 피해야 한다는 전문가의 지적이다.

쇼닥터들은 노니의 대표성분으로 프로제로닌, 이리도이드, 스코폴레틴, 담나칸탈 등 생소한 단어를 들먹인다. 대체의학의 챔피언답게(?) 수많은 성분과 20가지가 넘는 항산화물질 등을 포함하고 있다는 선전이다. 그런데 이런 성분들이 있다 치자. 〈항산화제의 거품〉 편에서도 설명했듯이 시험관에서 항산화를 나타내는 물질은 수천 종류가 있다. 이들이 우리 몸속 세포로 들어가 호흡작용에서 발생하는 활성산소를 없애주고 약리작용을 나타낼 것이라고 기대하기는 어렵다. 아마도 노니붐은 단명으로 끝날 것으로 보인다. 맛이 없어 먹기가 거북하고 검증된 효능이 거의 없기 때문이다.

2019년 5월, 노니제품에서 쇳가루가 나왔다고 식약처가 발표했다. 동시에 많은 업체가 허위과대광고로 적발되어 처벌도 받게 됐다. 196개 인터넷사이트에서 있지도 않은 효능, 면역력 증진, 피로회복, 폴리페놀이 토마토의 140배, 성인병 예방, 콜레스테롤 분해, 혈액순환, 항암효과, 여성의 피부미용에 좋다면서 소비자를 기만했다는 것이다. 허위과대광고를 유형별로 보면 항염·항암 등 질병 예방 및 치료 과장(152건), 건강기능식품으로 오인 유발(15건), 소비자가 오인할 수 있는 부당한 표시(29건) 등이다. 노니 관련 제품 중에서 현재까지 그 흔하디흔한 건강기능식품으로 인증받은 제품조차도 없었다.

언제까지 이런 사기 상술이 계속될 것인가. 식약처의 단속이 반갑

기는 한데 언제나 이들이 한탕하고 난 이후에 뒷북치듯 단속하는 직무
유기성 행태에 답답함을 금할 수 없다는 것이 소비자로서의 불만이다.

## 2 장

# 그거 진짜 몸에 좋은 거 맞아?

# 식초 예찬에 초 치기

하루 세 번 물로 희석하여 주스처럼 마시면 암, 노화, 변비, 피부, 심장병 예방에 좋다는 식품, 바로 식초다. 심지어 숙취를 해소하고 칼슘 흡수를 도우며 지방을 연소시켜 비만을 방지한다는 아무 과학적 근거 없는 논리까지 동원된다. 신맛 강한 산성식품을 항산화기능을 가진 알칼리성식품이라 우기니 황당하기 짝이 없다.

식초의 주성분은 유기산의 일종인 '초산[1]'이다. 이것이 신맛을 나게 해 음식의 기호를 높이거나, 미생물의 생육을 억제하여 식품의 보존성을 좋게 한다. 그 외에는 기대할 것이 없다.

일반적으로 마트에서 볼 수 있는 양조식초는 초산을 발효하는 유일한 미생물인 '초산균'에 의해 만들어지는데 여기에는 두 가지 방법이 있다. 첫째는 전분질을 재료로 하여 알코올 발효를 거친 후 초산 발효하는 2단계 공정이고, 둘째는 알코올로부터 직접 초산을 발효하는 방법이다. 술을 만드는 효모는 알코올 생산능력은 있으나 초산을 만드는 능력은 없다. 반대로, 초산균은 알코올에 작용하여 초산을 만드는 능력

---

1    acetic acid, 유기산 중 구조가 가장 간단한 물질. 식초의 주성분. 초산균이 에탄올(술)을 재료로 하여 만듦.

은 있으나 알코올을 만드는 능력은 없다. 그래서 전분질 재료는 먼저 효모를 이용한 알코올 발효를 거친 뒤에 초산균을 이용한 초산 발효를 해야 한다.

가정에서 주로 먹는 사과식초가 사과를 직접 발효시켜 식초를 만든 것으로 착각하는데 그렇지 않다. 우리가 먹는 과일식초는 대개 식초에 과일즙을 첨가한 것으로 보면 된다. 아니면 과일에 식초를 부어 우려낸 것이든가. 와인이나 막걸리는 초산균에 의해 바로 초산 발효가 가능하다. 그러나 소주나 주정의 경우는 초산균의 먹이가 부족해 다른 영양성분을 보충해 발효해야 한다. 보통은 2단계 공정이 번거로워 대부분의 식초는 알코올로부터 직접 초산을 발효하는 방식을 택한다.

식초 얘기를 하자면 빠질 수 없는 것이 빙초산에 대한 오해다. 수분이 거의 없는 순수한 초산은 16℃ 이하에서 얼음처럼 고체가 되는데, 이를 빙초산이라 부른다. 시중에는 빙초산을 먹어서는 안 되는 불량식품으로 매도하는 풍조가 있다. 하지만 양조식초가 화학적으로 만든 빙초산보다 우수하다는 주장도 근거가 없다. 신맛을 내는 성분은 다 똑같은 초산이기 때문이다. 빙초산이라도 식용으로 쓸 수 있을 정도로 충분히 순도가 높다면 식초의 원료로 사용 못 할 이유가 없다. 공업용 빙초산으로 합성식초를 만드는 것은 불법이지만 허가된 식용 빙초산으로 만들었다면 전혀 문제가 되지 않는다는 뜻이다. 항간에는 양조식초에 비타민, 미네랄, 아미노산이 많아 좋다지만 실은 있으나 마나한 미량에 불과하다. 또 식초가 늘 먹는 식품도 아니며 통상 먹는 식초 양으로는 하루에 필요한 이들 양의 1%에도 못 미친다.

식초는 초산이 4~5% 정도 녹아 있는 조미식품이다. 식초에 대한 세간의 오해는 다음에서 비롯된 듯하다. 우리가 섭취하는 모든 영양성분의 에너지대사는 초산의 유도물질인 '초산-CoA'라는 중간체를 거쳐 진행된다. 영양성분인 포도당, 아미노산, 지방산이 모두 이 물질로 변해 에너지를 내놓기 때문이다. 즉 에너지대사의 중심물질이 초산의 유도체인 초산-CoA인 것이다. 여기서 'CoA'는 비타민 B군이 주성분인 '코엔자임 A[2]'를 뜻하는 것으로 효소의 기능을 도와주는 물질에 해당된다. 이 물질은 초산과 결합해야만 효소반응이 수행된다. 10여 종류 존재하는 비타민 B군의 거의 대부분이 이런 에너지대사에 관련되는 효소들의 조효소로 사용되기 때문에 필수성분으로 중요하게 여긴다. 이른바 식초가 대단한 효능이 있는 것처럼 비약하는 논리가 이런 대사 메커니즘 때문에 나온 듯하다. 즉, 초산을 대사의 중심인 초산-CoA로 착각해서, 아니면 신경전달물질인 초산-coline[3]으로 오해해서 말이다.

한편 근거 없는 식초붐에 편승하여 홍초, 흑초도 소비자를 유혹한다. 양조식초에 과일이나 채소류의 붉은색(안토시아닌 계통)을 입힌 홍초가 건강식품으로 대인기다. 초산은 체내 지방이나 콜레스테롤 합성의 출발 물질이기도 해서 지나치면 안 좋을 수도 있는데 어디에서도 이런 정보는 알려주지 않는다. 흑초는 식초가 오래되어 갈변현상이 일어났거나 아니면 포도, 블루베리, 오디 등 보라색 계통의 색깔을 입힌 것인데 이를 신비화한다. 가격이 일반 상식을 초과함에도 불구하고 소비자들은 쉽게 지갑을 연다. 포도주로 만든 이태리의 흑초가 발사믹인데

---

2    coenzyme A, 효소의 기능을 돕는 물질에 비타민 B그룹과 미네랄이 있다. 비타민B로 된 보조효소를 코엔자임 혹은 그냥 조효소라고 부른다. 보조효소 A는 몇 종류의 비타민 B그룹이 결합한 형태의 코엔자임이다. 단, 미네랄은 조효소라 하지 않고 코팩터(보조인자)라 부른다.

3    acetylcholine, 뉴런에 작용하는 신경전달물질. 초산에 콜린이 결합한 것.

이 또한 호사가들에게 귀한 대접을 받는다니 몸에 좋다는 식품의 맹목적인 인기는 동서양을 막론하는 듯하다.

# 화학조미료, MSG는 무죄

한때 화학조미료로 통하는 MSG가 천하에 몹쓸 식품으로 전락한 적이 있다. 화학조미료를 석유로부터 추출한 혹은 석유성분으로 합성한 화학물질로 인식했기 때문이다. 그러나 실제 자연의 모든 물질은 화학물질이다. 단백질도 비타민도 오메가3도 마찬가지다. 자연과 천연이 건강함의 상징이 되면서 화학이라는 이름이 붙은 MSG는 내 몸을 망치는, 피해야 할 가루가 되었다. 하지만 요즘은 양식 있는 몇몇 학자들의 노력으로 그 인식이 차츰 바뀌고 있다. MSG에 대한 총체적인 이야기를 통해 그 이유를 밝혀본다.

MSG는 모노소듐글루타메이트monosodium glutamate의 약자이다. '모노'는 1, '소듐'은 나트륨, '글루타메이트'는 아미노산인 글루탐산glutamic acid을 뜻한다. 단백질은 20종류의 아미노산으로 구성되어 있는데 그중 글루탐산이 가장 많이 들어 있다. 자연계의 모든 단백질, 심지어 우리 몸에 들어 있는 단백질의 약 15%가 글루탐산이다.

글루탐산은 산성을 나타내는 카복실기 2개에 염기성을 나타내는

---

4    carboxy group, 유기물 속 산성을 나타내는 기능성 기(基)로, -COOH로 표시한다. 유기산은 모두 카복실기를 갖고 있다.

아미노기 1개로 되어 있어 산성아미노산으로 분류한다. 소듐(나트륨) 하나로 산성기 하나를 중화해 신맛을 없애고 용해도를 증가시킨 것이 바로 MSG이다. 몸에 나쁘다고 잘못 알려져 있는 나트륨이 붙어 있어 안 좋을 것으로 생각하기 쉬우나 그렇지 않다. 우리가 매일 먹는 소금의 나트륨과 동일하다. 양도 새 발의 피다.

MSG는 1908년 도쿄대학 이케다 교수가 다시마로부터 발견했다. 다시마의 맛 좋은 성분이 뭔가를 조사했더니 단백질 속에 가장 많이 들어 있는 글루탐산이었던 것이다. 이를 조미료로 사용하기로 하고 '아지노모도味の素'라는 이름을 붙이고는 대량 생산을 시도했다. 그러나 40kg의 다시마에서 겨우 30g밖에 얻을 수 없어 경제성이 없다는 것을 알았다. 후속 연구로 밀가루 속 단백질인 글루텐으로부터 정제하는 방법을 모색했으나 그것도 시장성이 없어 실패했다.

시행착오를 거듭한 끝에 1960년대에 MSG가 미생물 발효로부터 대량 생산이 가능하다는 것을 알아냈다. 지금은 세균의 일종인 코리네박테리움Corynebacterium(혹은 브레비박테리움Brevibacterium)에 설탕(당밀)을 먹여 대량 생산한다. 일종의 발효식품인 셈이다.

실제로 MSG는 간장, 된장, 치즈와 같은 발효식품에는 물론 다시마, 버섯, 토마토, 견과류, 콩, 육류, 우유를 비롯한 대부분의 천연식품에 많은 양이 들어 있다. 우리가 먹는 음식에 천연 MSG가 넘쳐난다는 뜻이다.

MSG가 나쁘다는 소문은 한 연구자의 논문에서 비롯됐다. 어린 쥐에게 MSG를 바가지로 퍼먹이니 이 물질이 뇌로 가 흥분성 신경전달물질로 작용하여 뇌신경세포막을 파괴하고 뇌하수체에 이상을 일으키며 물질대사 및 성장에 장애를 불러올 수 있다는 어마무시한 부작용을 언급한 것이다. 사람으로 치면 밥 먹이듯 한꺼번에 한 사발씩 먹여 산출한 결과였다. 생후 4일된 쥐에 60kg의 사람으로 치면 무려 500g에 가까운 양을 매일 지속적으로 먹인 몰상식한 실험을 했다.

또, MSG 과잉 섭취 시 두통, 소화불량, 메스꺼움 등을 유발한다는 소위 '중국음식점증후군Chinese Restaurant Syndrome'도 유해론에 한몫했다. 뉴욕의 한 식당에서 어떤 사람이 중국음식을 과량 먹었더니 소화도 안되고, 더부룩하고, 메스껍고, 머리도 아픈 것 같아 그 원인을 곰곰이 생각해보니 이는 필시 중국음식점에서 많이 쓰는 MSG 탓일 거라고 지레짐작한 것이 그 이유였다. 이미 이런 소문이 허위라는 것이 입증됐다.

그렇다면 무해하다는 근거는 무엇일까. "MSG를 평생 먹어도 안전하다. 식품의 첨가량에 상한선이 없을 정도다"라는 것이 식품의약품안전처의 공식견해다. MSG는 개발된 이후 현재까지 100년 넘게, 전 세계에서 가장 보편적으로 사용되는 조미료이며 일본, 미국, 유럽 등 선진국에서는 MSG를 안전한 성분으로 인정해 우리나라처럼 유해성 논란이 없다. 국제 글루타메이트 기술위원회가 쥐를 대상으로 실시한 독성실험 결과, MSG는 소금보다 치사율이 낮고 비타민B12, 비타민C보다도 독성이 훨씬 덜하다고 밝혔다. 동시에 지난해 국제아미노산과학연구회는 MSG가 헬리코박터 파일로리균에 의한 위 손상으로부터 점막을 보호해 준다고 밝히기도 했다.

MSG가 신경세포막을 파괴하고 극소량이라도 뇌하수체에 이상을 일으키며 물질대사 및 성장에 이상을 초래한다고 한 쥐 실험 결과도 받아들이기 어렵다. MSG는 뇌세포에 가지도 않는다. 뇌는 우리 몸에서 가장 중요한 장기라 아무 물질이나 통과시키지 않는다. 뇌로 공급되는 혈관에는 BBB⁵라는, 물질을 선별적으로 통과시키는 시스템이 있기 때문이다. MSG는 이 장벽을 통과하지 못해 뇌에는 도달하지 않는 것으로 알려져 있다. 각종 항생제도 마찬가지다. 뇌에 암이나 염증이 생기면 항암제나 항생제는 듣지 않는다. 지금은 항생제 등에 어떤 속임물질을 결합시켜 뇌혈류장벽을 통과하게 하는 약재를 개발하고 있다. 일부에서는 약재를 주사 후 뇌혈관에 초음파를 걸어 약물이 통과하도록 자극을 주는 연구까지 진행한다.

글루탐산은 신경전달물질로서 매우 중요하기 때문에 우리가 섭취한 것이 자유롭게 뇌에 도달하게 되면 생리조절에 차질이 발생하므로 이를 차단하는 걸로 보인다. 따라서 뇌에서 필요한 것은 스스로 포도당으로부터 필요한 양만큼 합성해 쓴다.

어린 쥐에 글루탐산을 대량으로 퍼먹이니 뇌세포를 파괴하더라는 실험, 이는 아직 뇌혈류장벽이 완성되지 않은 쥐의 뇌에 들어간 과잉 글루탐산이 문제를 일으킨 것으로 해석된다. 어린 동물에는 이런 물질이 나쁘게 작용할 가능성을 밝힌 결과로는 의미가 있을 것이라는 판단이다.

우리가 먹은 글루탐산은 아미노산의 일종이라 체내 단백질합성의 재료로 사용되고 나머지는 에너지원으로 쓰인다. MSG를 조미료로 먹지 않더라도 단백질을 먹으면 소화되어 글루탐산이 나오고, 간장이나 된장을 먹으면 다량의 글루탐산을 섭취하는 셈이 된다. 간장을 만들 때 메주를 소금물에 담가 숙성시키는 것도 미생물효소에 의해 맛 좋은 아미노산을 콩 단백질로부터 녹여내기 위함이다. 녹아나오는 20종류의

---

5    Blood Brain Barrier의 약자. 뇌혈류장벽. 우리 몸에 가장 중요한 뇌를 보호하기 위한 장치로 물질의 통과를 제한한다.

아미노산은 대개 맛이 없고 글루탐산이 가장 맛이 좋다(아스파탐산도 맛을 보탠다). 삭힌 음식, 발효음식, 젓갈 등의 정미 성분의 주체도 바로 글루탐산이다. 육수를 낼 때 다시마를 넣어 끓이는 것도 글루탐산을 추출해내는 작업이다.

　　MSG는 화학적으로 합성하는 화학조미료가 아니라 미생물 발효에 의해 생산되는 아미노산에 해당한다. 요즘은 발효, 천연, 바이오, 효소라는 용어가 들어가면 소비자들이 좋아한다. 한때 '화학'이라는 단어가 소비자들에게 환영받는 시절이 있었다. 그래서 화학하고는 관계없는 MSG에 '화학조미료'라는 이름을 붙여 당시 소비자를 유혹하는 꼼수를 둔 것이 지금에 와서 MSG가 마치 석유에서 추출한 화학제품인 것처럼 오해를 받는 화근이 될 줄 누가 알았겠는가.

# 치명적 매력의 활성수소
## 혹은 수소수

활성산소를 없애준다는 각종 항산화제가 판을 치더니 이제 활성수소(수)라는 것도 등장했다. 몸에 치명적일 수도 있는 활성수소가 강력한 항산화제로 둔갑한 것이다. 이 역시 일본에서 유행하다가 건너왔다.

실제 활성수소라는 물질은 존재하지도 않고 그런 학술적 공식명칭도 없다. 활성산소($O^{-2}$)라는 말이 입에 자주 오르내리니 누군가 그것에 대치되는 단어로 지어낸 말인 듯싶다. 있지도 않은 활성수소가 체내 활성산소의 피해를 없애준다면서 과학지식이 부족한 애먼 소비자를 속이고 있다.

자연계에 존재할 수 있는 수소의 형태는 $H^+$, $\cdot H$, $H^-$ 3가지다. 이들 중에도 활성수소라고 부르는 종류는 없다. 각기 공식명칭을 갖는 물질들이다.

$H^+$는 '수소이온'이라 한다. 전자를 가지지 않으며 물속에 존재하면 산성을 띠게 하는 물질이다. $H^+$가 물에 녹아 있으면 이를 '수소이온농도'라 하고 용액의 pH(산도)를 나타내는 지표가 된다. 식초나 과일의 신맛은 이 수소이온 때문이다. 과량이 아니면 우리가 먹는다고 해서 인체에 별 영향을 미치지는 않는다.

$\cdot H$는 '수소래디칼'이라 하며 전자 하나를 가지고 있는 아주 불안

정한 물질이다. 자연계에는 보통 존재하지 않고, 인위적으로 만들 수는 있으나 반응성이 강해 극히 위험하게 취급되며, 생성되는 순간에 수소 가스로 변해 없어진다.

$H^-$는 '수소마이너스이온' 혹은 '수소화이온'이라 하며, 양성자 하나에 전자 2개를 가지고 있다. 자연계에는 존재하지 않으며 몸속에서 일시적으로 생겼다가 금방 없어지는 경우는 있다. 그러나 이도 활성수소라고 부르지는 않는다. 극히 불안정하며 있다 하더라도 다른 물질을 무작위로 환원시키기 때문에 인체에 사용할 수 없는 독극물에 해당한다.

시중에서 말하는 활성수소란 보통 이들 중 수소마이너스이온인 $H^-$를 지칭하는 것으로 보인다. 전자 2개를 가지고 있어 여분의 전자를 체내 활성산소에 주어 피해를 없애는 항산화제로 사용할 수 있다는 주장이다. 이는 화학의 기본도 모르는 소리다. 이런 물질은 독성이 강해 위험물질로 취급되며 물에 녹일 수도 없고 있다 해도 순간적으로 소멸한다.

광고 문구에 따르면 그들 엉터리 제품이 우리 몸속의 물과 만나 $H^-$를 생성하여 활성산소를 없애고, 동시에 전자전달계[6]에 전자를 주어 생체에너지인 ATP[7]의 생성도 가능하다고 과장한다. 이렇게 되면 우리가 음식으로 영양 섭취를 하지 않아도 되고 활성수소가 함유된 수소수만 마셔도 힘이 난다는 허황된 논리다.

ATP 생성과정에는 포도당 등의 영양성분으로부터 나온 $H^+$이온이 관여한다. 사이비들은 $H^+$를 $H^-$로 둔갑시켰다. $H^+$와 $H^-$도 구별 못하는

---

6 세포 내 미토콘드리아에서 영양성분으로부터 나온 전자가 이동하면서 많은 에너지(ATP)를 내놓는 반응계.

7 adenosine triphosphate의 약자. 에너지대사에서 나오는 에너지를 인산기(P)에 실어 나른다. ATP의 인산기 하나가 떨어져 나오면서 7kcal의 열량을 내놓고 ADP로 된다. ADP는 다시 전자전달계에서 에너지를 받아 ATP로 전환된다. 이 반응이 되풀이되면서 에너지를 필요한 곳에 운반한다.

무식의 극치다. H⁺조차도 외부에서 공급해줄 수 있는 방법이 없는데 말이다. 만약 수소수에 $H^+$이온이 있다면 산성이라 신맛이 날 거고, $H^-$ 이온이 나오면 금방 반응해서 없어질 테고, •H가 나오면 자기들끼리 붙어 수소가스가 되어 날아가 버릴 텐데, 어떤 효과를 기대할 수 있다는 건지 도무지 이해가 가지 않는다.

한편은 활성수소가 암 치료 시 방사선에 의한 부작용을 줄여준다고도 선전한다. 방사선 치료의 원리는 방사선을 쪼일 때 체내에 있는 물 분자로부터 만들어지는 •OH 가 암세포를 공격하게 하는 것이다. 이때는 암세포뿐만 아니라 주위 정상세포들도 공격당할 수 있다. 이게 방사선 치료의 부작용이다. 이런 경우에 수소수의 활성수소가 •OH를 없애줘 정상세포를 보호한다는 것이 그들의 논리다.

매우 그럴듯해 보인다. 그러나 $H^-$이온은 체내에는 존재하지도 않으며 외부로부터 공급해줄 수 있는 물질도 아니기 때문에 이런 반응이 일어날 리 만무하다. 또 암세포를 공격하는 •OH와 정상세포를 공격하는 래디칼 이 다르지 않은데 어떻게 정상세포만 골라서 보호한다는 걸까.

시중에 나와 있는 수소수는 활성수소수가 아니라 수소가스($H_2$)를 물에 조금 녹인 제품으로 보인다. 활성수소라고 착각하는 $H^-$이온을 녹인 물은 세상에 존재하지 않기 때문이다. 수소가스는 물에 극미량밖에 녹지 않는다. 이런 수소에 대한 연구는 더러 있다. 하지만 단순히 동

---

8    하이드록실래디칼, 활성산소의 일종으로 반응성이 가장 강해 독으로 작용.

9    radical, 과격한 테러분자를 래디칼이라 하는 걸 보면 몸에 해로울 것 같은 감이 온다. 실제 모든 래디칼은 반응성이 극히 강해 주위에 있는 물질을 초토화시킨다.

물실험을 거친 것이거나 실험 디자인에 문제가 있는 것들이 대부분이다. 대개는 이들 결과가 과대포장되어 발표되곤 하지만 현재까지 신뢰성이 있는 연구결과는 찾아보기 어렵다. 그들의 주장대로라면 암, 고혈압, 당뇨, 뇌졸중, 동맥경화 등에 탁월한 효과를 나타낸다고 하니 수소수로 치료하지 못할 병이 없는 것처럼도 보인다. 실제로 그렇다면 수많은 전문가나 제약회사들이 이를 앞다투어 약품으로 개발했을 것이 아닌가. 흔하디흔한 것이 수소인데, 이걸 놔두고 그 어려운 신약 개발에 십수 년, 수조 원을 낭비할 필요는 없을 테니까 말이다.

2019년 3월 식약처는 수소수가 미세먼지 제거, 항산화 효과, 노폐물 배출, 질병 치료 등에 효과가 없다는 검증 결과를 발표했다. 아울러 수소수를 건강기능식품으로 오인할 수 있는 허위과대광고 행위를 집중 점검해 13개 제품과 판매업체 24곳을 적발했다. 당장 수소수 제품이 사라지지는 않겠지만 피해를 입는 소비자가 줄어들기를 기대해본다. 소비자들도 현명한 소비를 위해 다방면으로 귀를 열어두어야 할 것이다.

# 현미가 그렇게 좋다면서요

백미로만 밥을 지어 먹는 사람은 건강을 돌보지 않는 무신경한 사람으로 취급할 정도로 현미밥에 대한 선호도가 높다. 식당에 가서도 백미가 아니라 현미가 섞인 밥이 나오면 건강한 음식을 판매하는 식당이라며 좋아한다. 아무 반찬 없이 현미와 백미만 먹었을 경우를 비교하면 당연히 현미 쪽이 영양 밸런스가 좋다. 그런데 백미에 부족한 여타 성분을 다른 음식(반찬)으로 충분히 공급받을 수 있는데 굳이 맛없는 현미를 고집할 필요가 있을까.

벼농사를 지으면 나락의 형태로 수확한다. 이를 1차 도정하면 겉껍질인 왕겨가 제거되고 쌀은 속껍질이 붙어 있는 상태로 남는다. 이를 현미라 한다. 현미에는 쌀눈과 속껍질이 남아 있어 여기에는 각종 영양 성분이 많다. 호사가들은 5대 영양소는 물론 식이섬유도 많아 건강에 좋다고 한다. 특히 쌀눈이 그렇단다. 또 소화가 천천히 돼 혈당 수치를 낮추고 독성물질을 배출하며 다이어트에 좋다고도 한다. 이 주장은 나름 일리가 있다. 그런데 '좋게 작용하는 사람에게만 그렇다'는 단서가 붙어야 한다. 모든 사람에게 일반화하는 데에는 오류가 있다는 뜻이다. 우선 맛이 떨어지고 식감이 좋지 않아 기호성이 떨어진다. 건강에 좋다는데 참고 먹겠다면 말릴 수는 없겠다. 그런데 소화기능이 나쁘거나 허약체질인 사람에게 현미는 좋은 식품이 아니다. 소화가 잘 안 돼 에너지 공급이 부족해질 수도 있기 때문이다. 비만이 사회문제가 되는 시대라 그런지 저칼로리나 소화율이 떨어지는 식품을 좋아하는 분위기가 현미의 이런 예찬론에 일조를 한 듯하다.

얼마 전에는 TV에서 '미강'이 최고의 영양식품으로 소개됐다. 미강이란 현미를 백미로 도정할 때 나오는 속겨다. 여기에는 쌀눈과 현미의 외피가 들어 있어 속겨 한 숟갈이 현미밥 한 그릇에 해당되는 영양가가 있다고도 과장했다. 미강은 고소하고 부드러워 맛도 좋다. 어떤 이는 백미로 밥할 때 미강 한 숟갈을 넣는다며 부산을 떨기도 했다. 그러나 미강에는 지방성분이 많아 공기 중에 오래 노출되면 산패가 일어나기 쉬워 장기보존이 어렵다는 결점이 있다.

그런데 최근 현미의 명성에 흠집을 내는 괴담이 떠돌았다. 현미에 '피틴산phytic acid'이라는 물질이 많아 음식 속 미네랄의 흡수를 방해해 미네랄 부족현상을 초래한다는 것이다. 피틴산은 콩류와 곡류의 외피에 주로 분포하는 물질로서 세포 내 인산의 저장물질로 알려져 있다. 일명 '이노시톨 인산'이라고도 하며 사람의 세포 내 생리기능에 중요한 역할을 담당하는 물질이다. 인산의 수가 1~6개인 여러 피틴산(IP1-6)이 있어 각종 역할을 담당하고 있으나 아직 몇 종류를 제외하고는 그 기능이 밝혀져 있지 않다. 이노시톨inositol을 비타민의 일종으로 취급하는 경우도 있다.

피틴산에 독성이 있다는 것은 사람이 이를 과잉 섭취했을 때 발생하는 일이다. 장 속에서 칼슘, 철분, 아연, 칼륨 등 미네랄을 흡착chelating하여 불용성인 염을 형성해 체내 흡수를 방해한다는 주장에서 비롯됐다. 미네랄 및 단백질의 흡수 저하와 같은 비영양적 대사가 보고되고,

장내 칼슘의 흡수를 방해해 골다공증이나 구루병의 원인이 된다는 내용이었다. 그러나 최근에는 그렇지 않다는 논문도 많아 유독성에 대한 결론은 유보 상태에 있다. 오히려 피틴산 중 인산이 6개 붙은 IP6는 대장암 억제, 항산화 및 항암작용, 신장 담석증 치료뿐만 아니라 공복감을 줄여주고 전분의 소화를 느리게 하여 혈당을 낮춘다는 보고도 있다.

시중에는 발아현미가 좋다면서 보리 싹 틔운 엿기름처럼 생긴 것이 판매된다. 백미와는 달리 현미는 살아 있어 싹이 튼다면서 현미예찬론에 한몫을 보탰다. 싹이 튼 게 왜 좋은지에 대해서는 여러 가지 그럴듯한 이유를 대겠지만 영양적 측면에서는 마이너스로 작용할 듯도 하다. 싹이 트는 데 많은 에너지원이 소모되기 때문이다. 대신 섬유소 등 비소화성 물질이 증가한다. 어떤 이는 식이섬유가 많아져서 좋다고 하겠지만 식이섬유가 많은 식품이 좋다는 것은 특수한 사람에게 해당되는 논리다. 열량을 줄이거나 변비를 개선하고 싶은 이들에게는 그럴 수 있겠다.

이쯤 되면 좋다는 건지 나쁘다는 건지 도통 분간이 가지 않는다. 그러니 스스로 판단해서 먹으라는 것이다. 필자는 현미를 죽도록 싫어하지만 당뇨환자라서 죽지 않으려고 먹고 있다. 밥이 맛이 없어 밥 먹는 시간을 제일 괴로워하면서.

# 한국인이 사랑하는 미네랄

자연계에는 100종이 넘는 원소가 있다. 전문가들은 이 중 30여 종을 인체에 필요한 원소로 보는데, 유기물을 구성하는 탄소(C), 산소(O), 수소(H), 질소(N)를 제외한 원소를 통틀어 미네랄(무기물)이라 부른다. 대부분의 사람들은 미네랄이라 하면 무조건 좋은 것으로 생각한다. 그래서 갖가지 미네랄 제품이 건강보조식품으로 등장하고, 미네랄 함량이 높은 식품을 선호한다. 그러나 이들이 체내에서 어떤 기능을 하는지, 하루에 필요한 양이 얼마인지는 아직 확실히 밝혀져 있지 않다. 비타민을 둘러싼 논란처럼 미네랄의 기능을 놓고도 전문가의 견해가 첨예하게 엇갈리기 때문이다.

특히 산성체질을 개선한다는 특수 조제 미네랄음료가 인기다. 전기영동[10] 방식으로 알칼리이온[11]을 한쪽으로 끌어 모은 고농축이온수도 있다. 여기에 '전해환원수'나 '알칼리이온수'라는 이름을 붙여 몸에 좋은 것처럼 광고한다.

문제는 이렇게 끌어 모은 원소가 모두 우리 몸에 필요한 것이라는

---

10  전극 사이의 전기장 하에서 용액 속의 전하가 반대 전하의 전극을 향하여 이동하는 화학현상.
11  음극으로 끌려오는 양이온의 원소.

보장이 없다는 점이다. 선별해서 모으는 게 아니기 때문이다. 식수에 해로운 원소가 기준치 이상으로 검출되면 음용이 불가하다. 기준치 이하의 미량이라도 전기의 힘으로 끌어 모아 농축해 마신다면 몸에 좋을 리가 없다. 설사 유익한 성분이라도 소화기관에서 흡수 가능한 분자구조로 존재해야 한다는 조건도 따른다.

이 밖에 칼슘, 마그네슘, 철분, 아연, 셀레늄 등의 고농축 제제도 그럴듯한 문구로 소비자를 현혹하고 있다. 단언컨대 미네랄이 많이 들어 있다 해서 반드시 몸에 좋다고 말할 수 없다. 필요한 미네랄도 지나치면 해롭고, 불필요한 미네랄은 인체에 유해하게 작용할 수 있어서다. 게다가 원소번호가 높은 물질은 자칫 인체에 치명적일 수도 있다. 수은, 카드뮴, 6가크롬 등 중금속에 해당하는 물질이 그렇다. 일본의 이타이이타이병(카드뮴 중독), 미나마타병(수은 중독)이 말해주듯 중금속이 몸에 축적되면 불치의 증상을 동반한다. 식생활을 정상적으로 하는 사람이라면 굳이 미네랄 제품을 찾아서 복용할 필요가 없다. 체내 미네랄은 일회용 소모품이 아니다. 계속 반복 사용한다. 소량 배설되는 것만 보충하면 된다. 배출되는 것도 콩팥에서 재흡수해서 쓴다.

비타민과 미네랄보조제가 건강상의 이득이 없다는 연구 결과는 많다. 최근에는 캐나다 토론토대학의 연구진 등이 발표한 179편의 논문을 대규모 메타분석한 결과, 현재 시중에서 팔리고 있는 비타민과 미네랄 건강보조식품은 일반집단에 건강상의 아무런 이점을 주지 못한다는 결론을 내렸다. 비타민·미네랄보조제 섭취와 심혈관질환·사망률은 연관성이 없다는 것이다. 비타민이나 미네랄이 우리 몸의 필수성분이긴 하지만 필요 이상으로 섭취해 얻을 수 있는 건강상의 이점이 없다는 결론이다.

# 아직도 천일염만 찾나요?

'천연'이나 '자연산' 이미지 때문에 뚜렷한 근거 없이 천일염을 선호하는 풍조가 있다. 그동안 많이 개선되긴 했으나 잘못된 인식을 가진 사람이 아직 많은 듯하다.

바닷물을 햇볕과 바람에 쐬어 수분을 날려 보내면 소금이 남는다. 바닷물의 염도는 약 3% 정도인데, 25~30%에 달하면 소금의 성분인 염화나트륨의 결정이 생기기 시작한다. 문제는 이때 다른 염류가 같이 결정화되거나 묻어온다는 데 있다. 보통은 이들을 미네랄이라 부르면서 인체에 유익할 것으로 기대하지만 사실은 그렇지 않다.

모든 중금속과 공해 물질은 바다로 흘러드는데 바닷물로 만들어지는 소금이 이들 물질에 자유로울 수는 없다. 과거 중금속에 대한 우려가 심각했을 때 중금속이 함유된 천일염을 그냥 식품원료로 허용하는 데는 문제가 있었다. 지금과는 달리 옛날 염전의 바닥에서 묻어온 흙(뻘) 때문에 비위생적이기도 했다. 이런 유해성 우려로 한때 천일염은 식품으로 취급하지 않았다.

천일염은 1963년 제정된 염관리법에 의해 광물로 분류됐고, 1992년 식품공전[12]에서 제외됐다. 정제과정이나 재결정을 거쳐 중금속과 불순물을 제거한 소금만을 식품에 첨가할 수 있도록 강제한 것이다. 이후 2008년이 되어서야 제염기술과 분석방법이 발달하면서 법이 다시 개정되어 식품으로 인정받게 됐다. 이런 좋지 않은 이력을 갖고 있는 게 바로 천일염이다.

미네랄 함량과 종류는 염전이나 제품마다 다르고 지방에 따라, 취수 장소에 따라서도 달라지는데 무조건 좋다고 할 수는 없다. 특히 오염된 바닷물로 만든 소금은 인체에 유해물질이 혼입될 가능성이 대단히 높다. 비위생적 처리 방법도 소비자가 알 길이 없다. 선진국 중에 천일염을 그냥 식용으로 하는 나라는 많지 않다. 한국의 천일염 소비는 수입품과 합쳐 60%를 상회한다. 그 외의 소비는 정제염, 죽염, 구운소금, 재제염, 맛소금 등 다양한 가공소금이 차지한다.

천일염에서 기대할 수 있는 미네랄 성분은 마그네슘, 칼슘, 미량의 칼륨 정도다. 이 중 마그네슘과 칼슘염은 쓴맛을 내는 간수[13]의 주성분이다. 이 쓴맛 때문에 간수를 빼기 위해 2~3년 묵힌 것을 좋은 천일염이라고 한다는데, 몸에 좋다는 미네랄을 제거하고는 좋다 하니 이율배반이 아닌가? 미네랄의 원래 뜻은 광물질 혹은 무기질을 의미한다. 소금에는 미량이긴 하지만 카드뮴, 수은, 납, 비소 등의 중금속과 내분비 장애 및 발암성인 다이옥신 등 다양한 유해물질들이 함유되어 있을 수 있다. 이를 제거하는 작업이 천일염의 정제이다. 많은 비용을 들여 불순물을 줄인 소금이 재제염이고 꽃소금이다. 천일염이 재제염보다 좋다면 왜 이런 작업을 하겠는가? 천일염이 정제염보다 가격이 비싼 것

---

12  식품일반에 대한 기준 및 규격을 고시한 것.

13  습기에 찬 소금에서 저절로 녹아 흐르는 짜고 쓴 물.

도 이해하기 어렵다.

미네랄은 5대 영양소 중의 하나인 무기질에 해당된다. 자연계에 존재하는 100여 종의 원소 중 인체에는 30여 종류가 필요하다. 이도 지나치면 인체에 해롭게 작용한다. 우리 몸에 필요한 이런 미네랄을 섭취하기 위해 정체와 양이 분명하지 않은, 불순물이 혼재한 소금을 몸에 좋다고 억지로 먹어야 할까? 불순물투성이인 천일염을 고집하는 것은 자칫 건강에 나쁠 수도 있다. 천일염에 들어 있는 미네랄은 단지 소금의 불순물에 지나지 않기 때문이다.

결론적으로 소금은 순수할수록 좋다. 성분도 양도 모르는 광물질이 혼입된 천일염이 좋다고 하는 것은 논리적으로 설명이 되지 않는다. 인체에 필요한 미네랄을 꼭 천일염으로 섭취할 필요도 없다. 필요한 미네랄은 소금으로가 아니라 일상적인 식생활을 통해 쉽게 섭취할 수 있으니 미네랄의 결핍을 걱정할 필요는 없다.

## 하루에 물 몇 잔이나 드시나요?

어느 전문가의 말에 의하면 현대인은 모두 탈수상태에 있으니 수시로 물을 마셔줘야 한다. 그것도 하루에 무려 2리터를. 정말 그래야 할까?

물은 영양성분을 비롯한 생리적 기능을 담당하는 모든 물질의 운송 수단이다. 물은 영양성분을 체액에 녹여 각 세포로 운반하고, 대사 및 생리 반응이 수행되는 환경이 된다. 대사과정에서 생긴 각종 노폐물, 음식과 함께 섭취한 불필요한 성분을 녹여 오줌으로 배설하고 눈물, 콧물, 침, 각종 분비물이 되어 몸을 보호한다. 체온이 오를 때 땀으로 기화열을 빼어 체온을 낮추는 역할도 담당한다. 동시에 세포의 삼투압을 유지하게 하는 중요한 기능도 있다.

물은 세포 내외의 농도를 맞추기 위해 마신다. 혈액, 림프액, 세포간액, 세포질액 속에는 온갖 물질이 다 녹아 있다. 이 물질(주로 염류)의 농도는 약 0.9%다. 혈액 속의 농도가 이보다 더 높아지면 갈증이 생겨 수분을 요구하고, 낮아지면 콩팥에서 수분을 배출해 농도를 조절한다.

물을 마시는 건 당연히 땀, 오줌 등으로 소모되는 물의 보충을 위해서다. 고염도 음식물을 섭취하면 일시적으로 혈압이 높아지는데 이는 염의 농도를 맞추기 위해 세포 속의 물이 새어나왔거나 물을 마셔 혈액의 양이 많아져 혈관을 팽창시켰다는 뜻이다. 체내의 물이 1%만 줄어도 심한 갈증이 생기고, 5% 정도에서 혼수상태, 10%가 넘으면 생명까지 위태로워진다.

물의 중요성을 대충 알아챈 가짜 전문가들이 하루에 물 6~8잔을, 혹은 1.5~2리터씩 마실 것을 권장한다. 식사 전 30분, 식사 후 30분 등 하루에 7~8번, 마시는 방법과 양까지도 알려준다. 이러한 가설은 2007년 영국의 한 저널의 주장에서 비롯됐는데, 이후 저자가 기사의 내용이 잘못 전달됐다고 정정 보도를 냈다. 엉터리 주장이 잘못 전달된 대표적인 사례로 거론된다.

2018년 1월 12일 『뉴욕타임스』에도 "No, You do not have to drink 8 glasses of water a day(하루에 물 8잔을 마시지 않아도 된다)"라는 제목의 글이 실렸다. "건강에 대한 잘못된 상식 가운데 아마도 불멸의 지위를 얻은 게 있다면, 하루에 꼭 물 8잔을 마셔야 한다는 것이다. 이는 사실이 아니며 과학적으로 근거가 없는 주장이다"라는 내용이었다. 10여 년 전 영국의 BBC가 "허구로 밝혀진 7가지의 의학미신"이라는 타이틀로 보도한 기사에는 "하루에 물 8잔을 마시면 건강해진다"가 그 미신의 첫 번째로 꼽혔다.

이 미신의 연원은 1945년 식품영양위원회로 올라간다. "사람에겐 하루에 2.5리터 정도의 물이 필요하다"는 문장이 보고서에 있다. 이 문장만 놓고 보면 정말 쉼 없이 물을 마셔야 할 것 같은데, 바로 뒤이어 오는 문장은 이렇다. "우리가 섭취하는 음식에 있는 수분으로도 필요한 물의 대부분이 충당된다. 과일, 채소를 먹는 것, 주스, 맥주, 심지어 차와 커피를 마시는 것도 수분을 섭취하는 일이다. 식사에 곁들이는 물만으로도 충분하다."

이와 더불어 우리가 섭취한 영양성분도 대사되어 물과 탄산가스로 변한다. 게다가 우리의 콩팥도 체액의 농도를 맞추기 위해 부단한 노력을 계속하고 있으니 여간해서는 탈수현상이 일어나지 않는다. 물 마시는 것 자체가 나쁘다는 말은 아니다. 가장 건강한 음료를 꼽으라면 주저 없이 물을 꼽을 수 있다. 하지만 물을 마시는 것 외에도 수분을 섭취하는 방법은 수십 가지나 된다. 갈증을 느끼기도 전에 이미 몸에 수분이 부족해지면 어떡하나 걱정할 필요가 없다. 우리 몸은 탈수증세가 오기 한참 전에 이미 수분을 보충하라는 신호를 보내니까 말이다. 물을 많이 마시면 피부가 더 촉촉해지거나 건강해 보이고 주름이 줄어든다는 주장을 뒷받침할 만한 과학적 근거도 아직 없다.

따라서 하루에 사람이 마셔야 할 정해진 물 권장량은 없다. 음식의 종류, 환경, 체질, 생활습관에 따라 마셔야 할 물의 양이 다를 수밖에 없기 때문이다. 물이 아니라도 마실 거리는 다양하다. 무조건 하루에 물 8잔을 마셔야 한다는 의무감으로 스트레스 받지 말자. 물로 물 먹이는 엉터리들의 감언이다. 물은 마시고 싶을 때 마시면 된다.

# 변비는 있어도 숙변은 없다

다음 문장은 숙변에 대한 잘못된 해석이다. "숙변이란 오래된(기간에 대한 개념이 없음) 변으로 대장에 머물면서 부패하여 독소 및 가스를 지속적으로 배출해 우리의 건강을 해치는 것."

여기서 숙변과 변비를 구분할 필요가 있다. 식사량이 적거나, 혹은 많더라도 식이섬유 등 비소화성 부분이 적을 경우, 또 장운동이 약해 배변이 원활하지 않은 경우를 변비라 하고, 오래된 대변의 일부가 배출되지 않고 장의 주름진 부분이나 특정장소에 계속 머물러 있는 것을 숙변이라고 보통 정의한다.

그러나 현대의학사전에 숙변이란 단어는 없다. 의사들은 숙변이라는 용어를 배우지도 쓰지도 않는다. 그런데 일부 사이비의사들이 방송에 나와 숙변을 제거하지 않으면 큰일이 날 것처럼 겁박한다. 쾌변을 보지 못하고 자주 가스가 차는 사람, 변이 검거나 가늘고 잔변감이 있는 사람, 피부가 거칠고 여드름이나 기미로 고민하는 사람, 아랫배가 더부룩하고 자주 변을 못 보고 변비로 고생하는 사람 등에게, 숙변이 원인이라며 "숙변을 제거하고 디톡스를 해야 한다, 대장 속의 숙변은 독소를 만들어내고 이것이 우리 몸에 흡수되어 질병을 일으킨다"고 말이다. 더 심하게는 대장이 막혀 오물투성이가 되고 변비가 되어 장벽에 달라붙고 음식물을 제대로 소화시키지 못하며 배설되어야 할 나쁜 물질이 혈액으로 흡수된다고까지. 모두 엉터리 주장들이다.

정상인의 대장에서는 인체에 해로운 물질은 만들어지지 않으며 부패도 일어나지 않는다. 대장에는 400종류 이상의 미생물이 살고 있지만 건강한 인체에는 유해균이 없다. 대변에는 많은 균이 서식하지만 대부분 무해하거나 유익하게 작용한다. 만약에 유해균이 생육하면 반드시 증상이 나타나 설사를 하거나 통증을 느낀다. 정상인이 변비가 좀 있다 해서 유해균이 독소나 유해가스를 생산하는 것은 아니다.

우리의 대장은 매끈한 장벽으로 되어 있다. 그런데 어떻게 대변이 쌓여 숙변이 될 수 있겠는가. 대장뿐만 아니라 우리의 소화기관은 계속 연동운동을 하여 장 속의 내용물을 밀어내는 작용을 한다. 거기다 장은 항상 미끈미끈한 점질성 물질을 생산하여 장벽을 보호하고 이물질이 장벽에 붙지 않도록 하는 기능도 있다. 그래서 변비는 있어도 숙변은 없다는 말이다. 그러면 "변비가 바로 숙변이다"라고 우기는 사람도 있겠다. 얼핏 들어서는 말이 될 것 같지만 그렇지 않다. 만약 이런 주장을 하는 사람이 있다면 장의 기능이나 구조를 잘 모르면서 하는 말이라고 볼 수 있다.

대변은 하루에 두 번 혹은 2~3일에 한 번 정도 보는 것을 정상으로 친다. 오늘 똥을 눴는데 며칠 전의 똥이 그대로 장에 남아 있는 현상은 벌어지지 않는다. 먹은 순서대로 똥이 되어 나오게 되어 있다. 대변은 우리가 먹은 순서대로, 많이 먹으면 많이, 적게 먹으면 적게 나오는 것이 자연의 이치다. 단, 많이 먹어도 소화되는 부분이 많으면 적게 나오는 경우는 있겠다. 변비는 적게 먹거나, 단식을 하거나, 대장에서 수분의 흡수가 지나치거나, 장운동의 약화 등이 원인이다.

시중에는 숙변 제거니 장 청소니 하여 별별 처방이 다 나온다. 어떤 경우는 독소를 제거한다고 특정 식품이나 기능성 식품을 권하고, 디톡스라는 말로 그럴듯하게 포장한다. 장을 청소하고, 숙변을 없애겠다고 무리하게 설사제나 관장제를 사용하면 건강을 해치기 십상이다. 장을 무리하게 자극하여 수분이 흡수되지 않은 대변을 억지로 밀어내는 건 고통이 아닐 수 없다. 다들 대장 내시경 할 때 설사제의 거북함을 경험하지 않았는가?

이런 방법을 쓰지 않더라도 음식을 배터지게 계속 먹으면 배변은 빨라진다. 여기서 오해가 있을까봐 첨언한다. 대장에 혹이 생기듯이 주머니가 튀어나와 똥이 차게 되는 경우가 있다. 이를 '게실'이라 하며 병으로 친다. 이는 숙변하고는 관계가 없다.

요즘은 다이어트를 한다고 억지로 장을 비우려고 한다. 배변을 좋게 하려면 차라리 물을 많이 마셔라. 아니면 기름진 음식을 먹든가. 그것도 아니면 소화 안 되고 간에 기별만 가는 섬유소 많은 것을 먹든가. 대변이 장에 오래 머물러 좋을 건 없지만 자연히 나오게 돼 있는 것을 무리하게 빼내는 게 과연 옳은 방법인지 모르겠다.

# 제6대 영양소의 탄생

5대 영양소라는 말은 들어봤으나 6대 영양소란 말은 금시초문이다. 쇼 닥터들이 만들어낸 신조어로 학계에서는 인정되지 않는 사이비들의 통용어다.

식이섬유란 1953년에 등장한 용어로 '인간의 소화효소로 분해되지 않는 난소화성 식품성분이나 인위적으로 합성한 성분'을 말한다. 처음엔 식물의 섬유소(셀룰로스)를 가리켰으나 이젠 유사한 기능을 가진 비소화성 물질까지 포함된다. 엉터리들은 소화가 되지 않아 배출되는 성분인 식이섬유를 제6대 영양소에 넣으며 예찬하기에 이르렀다.

이런 예찬은 기름진 음식을 많이 먹어 비만, 당뇨, 고지혈, 동맥경화 등을 우려하면서부터 시작되었다. 이에 마음껏 먹어도 살찌지 않는 음식이 인기를 얻게 되고 관련 건강식품이 끝도 없이 등장했다. 3대 영양소인 탄수화물, 단백질, 지방이 덜 들어 있는, 소화 안 되는, 섬유소가 많이 든 식품을 선호한다는 뜻이다. 식물 속 셀룰로스, 리그닌, 탄닌, 이눌린, 한천, 과일 껍질의 펙틴, 곤약의 만난, 갑각류의 키친, 해초에 많은 알긴산, 구아검, 카리기난 등 우리가 소화하지 못하는, 우리 주위에 지천으로 있는 비소화성 당들을 말한다. 옛날로 치면 영양가가 없거나 낮은 거친 음식에 해당하는 것인데도 말이다.

일반적으로 식이섬유는 변비·치질·대장암·충수염을 예방하고, 고혈압·동맥경화·심장병 등의 순환기계 질환에 효과적이며, 포도당의 흡수를 천천히 혹은 방해해 당뇨병에 좋고, 비만을 방지하고, 콜레스테롤과 중금속을 배출한다고 알려져 있다.

과연 그럴까? 한 가지 옳은 이야기는 있다. 식이섬유는 거친 성질이 있어 장운동을 촉진하고 이를 많이 먹게 되면 대변 양이 늘어나 장에 머무르는 시간이 짧아지고 변비의 개선 효과가 있다는 것. 하지만 대변 배출이 앞당겨지는 걸 놓고 대단한 효과로 보는 것에는 문제가 있다. 서양과 달리 한국인의 밥상에는 식이섬유가 매우 흔하다. 채소 위주의 우리 식단에는 이미 식이섬유가 넘쳐난다. 치료의 목적이 아니라면 일부러 찾아서 먹을 이유가 없다는 것이다.

혈당치를 낮춘다는 주장도 있다. 식이섬유가 많고 전분함량이 낮은 통곡류를 먹으면 소화가 느려 혈당치가 급상승하는 것을 막아줄 수는 있지만 혈당치를 낮추는 기능은 없다. 이것도 당뇨환자에겐 좋을지 모르나 일반인에게는 통용되지 않는 주장이다.

음식과 함께 들어온 발암물질과 장내에서 생성된 유해물질의 체내 흡수를 방해해 대장암 발생을 예방한다는 주장도 있다. 이는 발암물질뿐만 아니라 영양성분 등 모든 물질에 적용된다. 식이섬유가 발암물질만 선택적으로 배출하는 기능은 없기 때문이다.

음식에 오염된 중금속이 식이섬유와 함께 배출된다고도 한다. 특수한 다당으로 하전¹⁴을 갖고 있는 식이섬유가 유해한 이온성 물질에 결

---

14 어떤 물질이 음전하 혹은 양전하가 되면 하전한다고 한다. 같은 부호의 전하 사이에는 미는 힘이, 다른 부호의 전하 사이에는 끄는 힘이 작용한다.

합하여 흡수를 방해한다는 주장이다. 그렇다면 동시에 하전을 갖고 있는 유익한 미네랄과 아미노산도 똑같이 이런 식이섬유에 결합하여 배출돼버릴 텐데 오히려 나쁜 작용을 하지는 않을까.

지방과 콜레스테롤의 흡수를 방해한다는 것도 마찬가지다. 콜레스테롤은 하전이 없는 물질이므로 식이섬유와 결합하여 선택적으로 배출된다는 말은 틀렸다. 물리적으로 흡수 기회를 낮추어 체내 이입을 다소 지연시킬 개연성은 있으나 그 효과는 극히 미미하다. 실제 우리가 먹는 음식 속에 하전을 갖고 있는 식이섬유는 거의 없다.

식이섬유가 장내 유산균의 먹이인 프리바이오틱스를 공급하고 혹은 미생물이 붙어 살 수 있는 거푸집을 만들어 좋다는 이야기도 있으나 이도 믿을 만한 주장은 아니다. 실험쥐에 프락토올리고당 Fructooligosaccharide이라는 소화 안 되는 식이섬유를 먹이니 장내 유산균의 숫자가 늘어나더라는 논문에 기반한 가설에 불과하다. 그런데 이런 프락토올리고당은 자연계에 있는 것이 아니라 돼지감자나 야콘에 들어 있는 '이눌린'이라는 다당을 부분 가수분해하여 인공적으로 얻은 물질이다. 시중에서 판매하는 올리고당(혹은 물엿) 제품에 이를 소량 섞어 과대 선전하는 경우도 있다. 이런 올리고당이 특수식물에는 조금 들어 있긴 하나 우리가 먹을 기회는 그렇게 많지 않다. 일반 음식 속 식이섬유에는 이런 올리고당이 들어 있지 않으니 그런 효과가 있을 리 만무하다.

결론적으로 식이섬유는 비소화성 부분이 많아 열량의 공급이 줄고, 물질의 흡수를 물리적으로 방해한다는 것 외에는 하는 일이 없다. 포만감을 일으켜 영양 과잉 섭취를 막는 효과가 있기는 하지만 그 또한 미미하며, 소화율이 낮고 맛이 떨어져 먹기에 거북하며 조리하기에도 까다롭다는 단점이 있다. 그래서 열량공급이 필요한 병약자나 노인, 어린이 등에게는 좋은 식단이라고 할 수 없다. 곡류와 채소 위주인 한국인의 식단에는 더더욱 그렇다.

단, 실험실에서 혹은 동물 실험 수준이지만, 섬유소의 긴 사슬이 장내 미생물에 의해 분해되면서 생긴 짧은 신호물질(단쇄지방산인 프로피온산·뷰티르산·아세트산)이 흡수되어 부정맥, 죽상경화증, 고혈압이 떨어진다는 연구 결과가 있긴 하다. 그러나 섬유소에 의한 포만감 덕분으로 영양성분을 적게 섭취하여 비만을 방지하여 일어나는 현상과 크게 다르지 않아 아직 진실로 받아들이지는 않고 있으며, 쥐 실험 등에서 얻은 결과라 사람과 동일시할 수 없다는 주장도 있다.

# 설탕의 오명을 벗기다

식품과학자 최낙언 박사의 말이다. "포화지방이 나쁘다. 콜레스테롤
이 나쁘다. 동물성지방이 나쁘다. 적색육이 나쁘다. 설탕이 나쁘다. 과
당이 나쁘다. 단순당이 나쁘다. 탄수화물이 나쁘다. 나트륨이 나쁘다.
MSG가 나쁘다. 지난 50년간은 온통 나쁘다의 역사였다. 그래서 좋아
진 것은 하나도 없다. MSG 나쁘다고 하니 소금 넣고, 소금 나쁘다니 설
탕 넣는다. 한국인은 소금을 권장량의 2배 이상, 세계 평균의 2배를 먹
고, 설탕은 세계 평균보다 많이 먹지 않는다. 설탕과 다르지 않은 매실
청을 효소라고 먹고, 벌꿀과 아가베시럽을 좋다고 먹는다. 심지어 과일
의 당은 문제가 없다고 거짓말을 한다. 당뇨에는 밥도 설탕처럼 작용한
다."

10월 11일은 '비만의 날'이다. 세계보건기구가 비만의 날을 맞아
비만, 당뇨, 충치를 줄이기 위한 효과적 방안의 하나로 탄산음료, 스포
츠 드링크는 물론 100% 과일주스까지 가격 인상을 권장했다. 또한 설
탕이 들어간 음료에는 더 높은 세금을 부과하는 죄악세(혹은 비만세)를
매기는 방안도 제시하며 '당과의 전쟁'을 선포했다. 우리의 식약처도
'당류 저감 종합계획'에 따라 2020년까지 가공식품을 통한 당류 섭취
량을 하루 필요열량의 10% 이내로 관리하겠다고 발표했다. 성인 하루

총 50g 이내의 설탕 섭취를 기준으로 삼는다는 것이다.

그런데 설탕 입장에서도 할 말이 있다. "다른 당도 많은데 왜 나만 갖고 그래! 나 말고도 고칼로리 식품이 차고 넘치는데 왜 나한테만 죄를 뒤집어씌워! 니들이 과잉으로 섭취해놓고 왜 내 탓을 해?" 마치 설탕만 몹쓸 식품인 것처럼 매도하는 분위기에 대한 설탕의 항변이다.

설탕 등 당류 섭취를 제한하는 것은 이들 자체가 인체에 해로워서가 아니라 과잉 섭취를 우려해서다. 즉 단맛에 익숙한 인류가 에너지 함량이 높은 당류를 과다 섭취해 비만과 성인병을 자초했다는 뜻이다.

설탕은 가장 소화 잘되고 에너지 생성이 빠른 식품이다. 피곤할 때 "당 떨어진다"며 초콜릿이나 사탕을 찾아 먹는 사람들을 많이 봤을 것이다. 세상에는 나쁜 당도 착한 당도 없다. 천연 당도 인공 당도 없다. 당은 인간이 만들 수 있는 물질이 아니기 때문이다. 가공 공정을 거친 당이라도 다 똑같다. 그런데도 대중에게는 나쁜 음식으로 잘못 알려져 있다. 설탕이 공공의 적인, 먹어서는 안 되는, 백해무익한 식품인 것으로 치부하는 분위기는 없어져야 한다. 100% 과일주스에 함유된 당은 착한 당이라고 생각하는 것도 잘못됐다. 이 당도 대부분 설탕이다. 고로쇠물이나 단풍나무에서 추출한 메이플시럽, 꿀, 매실청, 각종 산야초 효소(효소도 아니면서) 등도 형태만 다를 뿐 대부분 다 똑같은 설탕이다. 유기농 설탕이라는 말도 틀린 말이다. 사탕수수 재배에는 농약이나 화학비료를 주지 않는다. 그냥도 잘 자라기 때문에 그렇게 정성들여 키울 필요가 없다. 만약 그렇게 하면 설탕 값이 관리비를 따라가지 못할 것이다.

단순당은 나쁜 탄수화물이고 복합당은 좋은 탄수화물이라는 주장도 틀렸다. 소화되면 다 똑같다. 과일, 쌀밥, 빵, 탄산음료, 과일주스 등에 들어 있는 당도 다 같은 포도당(일부 과당) 아니면 설탕성분으로 되어 있다. 다 동일경로를 거쳐 대사되고 다 같은 열량을 낸다.

결론적으로 먹는 당의 종류를 달리한다고 해서 에너지의 양을 줄일 수는 없다. 물론 당류의 종류가 달라지면 소화 속도에 다소 차이가 나기 때문에 혈당량이 일시적으로 달라지긴 한다. 이를 당 지수라 하며 당 지수가 낮은 것은 좋고 높은 것은 나쁘다고 오해한다. 당 지수가 달라서 문제가 생기는 건 당뇨환자에게나 해당하는 이야기다.

비만을 문제 삼는다면 설탕만을 탓할 게 아니라 모든 당을 대상으로 해야 옳다. 즉 섭취하는 당의 총량의 문제다. 설탕은 먹지 않는다고 해도 과일주스, 조청이나 물엿, 밥 등 전분질을 많이 먹으면 그대로 살이 된다.

설탕중독, 탄수화물중독이란 말을 통상적으로 사용하지만 이 말은 유사과학이 낳은 신조어다. 우리가 수천 년 동안 늘 먹어온 음식에 마약에나 쓰는 단어를 붙이면 되겠나. 기호나 식습관(문화)을 중독이라고 협박해서야 되겠는가. 그러면 왜 단백질, 지방중독은 없나? 살을 찌게 하는 것은 열량이 포도당의 두 배나 되는 지방(기름)이 더하다. 단백질도 탄수화물과 열량이 같기 때문에 많이 먹으면 결과는 같다.

---

15    포도당, 과당, 2당인 설탕, 유당 등을 지칭하는 것으로 소화기관에서 쉽게 흡수되어 혈당을 갑자기 높여 인체에 좋지 않다는 식으로 오해하고 있다.

16    전분, 셀룰로스, 이눌린 등 단당이 수천 개 수만 개가 연결돼 있는 다당을 지칭한다. 천천히 소화되어 혈당의 증가 속도를 늦추어 좋다는 것은 엉터리 주장이다.

## 피 맑게 해주는 음식이 있으면
## 혈액투석은 왜 하나?

피가 맑으면 좋고 탁하면 나쁘다는 것이 일반대중에게는 상식으로 통한다. 그래서 피를 맑게 해준다는 음식에 귀가 솔깃해지고 주저 없이 지갑을 연다. 대개 한의사나 대체의학을 하는 사람들이 이런 주장을 한다. 그러나 거짓이다. 칼에 베였을 때나 코피가 났을 때를 생각해보자. 피를 만지면서 끈적끈적하다는 느낌을 받았을 테다. 피가 진짜 맑다면 끈적하지 않고 그냥 물 같은 가벼운 질감이지 않을까?

피는 원래 맑지 않다. 혈액 속에는 수많은 기능성 알갱이들이 둥둥 떠다니고 있기 때문이다. 혈액은 액체 성분인 혈장이 전체 혈액의 50~60%를 차지하고, 나머지 40~50%는 물에 녹지 않는 과립(알갱이) 성분인 적혈구, 백혈구, 혈소판으로 구성되어 있다.

혈장의 90% 이상은 물이며 나머지는 항체 등 여러 기능성 단백질, 미네랄, 아미노산, 대사에서 생긴 노폐물, 각 세포에 날라줘야 할 온갖 물질들이 녹아 있다. 노폐물은 간으로 이동하여 처리 후 콩팥에서 배설된다.

혈액검사를 위해 피를 뽑아 방치하거나 원심분리하면 혈장 부분과 적혈구, 백혈구 등의 과립 성분으로 나뉘면서 위의 혈장 부분은 맑고 노르스름한 색을 띤다. 먹은 음식과 몸 상태에 따라서 색깔이 조금 달라질 수 있고, 음식을 먹기 전과 후에 맑고 탁한 정도가 극명하게 달라지기도 한다. 음식이 소화될 때 단백질은 아미노산으로, 전분은 포도당으로 되어 혈장에 녹아 운반된다.

그런데 지방은 양상이 다르다. 지방이나 지방산, 콜레스테롤은 물에 녹지 않기 때문에 혈장에 녹여 운반할 수가 없어 특수 운반체를 이용한다. 이 운반체가 바로 '리포단백질'이라는 것으로 엉터리 전문가들이 HDL, LDL 운운하며 좋고 나쁜 콜레스테롤로 구분하는 것들이다. 이런 지방과 콜레스테롤을 동시에 운반하는 리포단백질에는 여러 종류가 있어 각각 역할을 분담하고 있다.

식후에 바로 피를 뽑아 원심분리로 혈장 부분을 모아보면 맑지 않고 매우 탁하게 보인다. 리포단백질 중에서도 소화된 지방과 콜레스테롤을 운반하는 리포단백질의 한 종류인 카일로미크론[17]의 밀도가 높아서다. 당연히 먹은 음식 속 지방의 함량에 따라 탁도는 다소 다를 수 있다. 민간요법으로 체했을 때 손끝을 바늘로 따서 피를 뽑아내는 경우가 있다. 이때 붉은 피가 나오면 안 체한 것, 새까만 피가 나오면 단단히 체한 것으로 취급하며 호들갑을 떤다. 별로 근거가 없는 판별법이다.

왜 검은 피도 있고 붉은 피도 있는 걸까? 혈액이 붉게 보이는 것은 적혈구의 색소 때문이다. 적혈구는 산소를 운반하는 역할을 한다. 적혈구 속 헤모글로빈이라는 단백질이 폐에서 산소와 결합하여 우리의 각 세포로 운반하여 에너지를 생산하는 데 사용하게 한다. 적혈구는 헤모글로빈이 수십만 분자가 들어 있는 원반모양의 주머니 형태다. 이 헤모

---

17  chylomicron, 장에서 흡수된 지방을 간으로 운반하는 리포단백질 중의 하나로 입자가 가장 큰 것.

글로빈 속에 있는 철분이 산소와 결합하면 색깔이 붉어진다. 반대로 철에 산소의 결합량이 줄어들면 검붉게 보인다. 그래서 산소와 결합한 동맥피는 붉게, 산소를 하역한 정맥피는 검게 보이는 것이다. 질식 등으로 산소의 공급이 부족하면 입술이 새파래지는 이유도 이와 같다.

그럼 빈혈은 무엇일까? 단어 뜻 그대로 피가 모자라는 것은 아니다. 보통 5리터 정도인 혈액의 양이 줄어들었다는 얘기가 아니라는 것이다. 적혈구가 감소하거나 그 속의 혈색소 즉 헤모글로빈의 양이 줄어들었다는 것을 뜻한다. 혈색소 농도가 남성 13g/dL[18] 미만, 여성 12g/dL 미만이면 빈혈로 친다. 혈색소가 부족하면 산소의 공급이 원활하지 않다. 그래서 충분한 에너지 생산이 되지 않아 조금만 움직여도 숨이 찬다.

빈혈의 원인은 여러 가지다. 대개는 병적이나 영양결핍에서 온다. 보통 빈혈에 철분이 좋다고 권장하지만 철분을 먹는다고 개선되지 않는 경우가 많다. 물론 철분이 함유된 음식을 잘 먹지 않아 빈혈이 생긴 경우 철분제를 먹으면 효과가 있겠으나, 선천적으로(혹은 질병으로) 빈혈인 경우는 철분제를 먹어도 소용이 없다는 뜻이다. 임산부의 경우 빈혈이 올 수 있으니 철분제를 먹으라는 것은 태아의 피에 필요한 여분을 공급해 주기 위함이다.

세상에 피를 맑게 하는 음식은 없다. 피는 항상 탁한 상태니까. 피가 맑아지면 정상이 아니다. 혹자는 이렇게 우기기도 한다. 우리가 피를 맑게 한다는 것은 시각적인 것이 아니라 생리적으로 노폐물이나 독

---

18  데시리터. 1dL=0.1L.

소를 없애주는 성분을 말한다고. 하지만 그런 성분이 들어 있는 음식도 없다. 그런 음식과 성분이 있으면 콩팥 망가진 환자에게 혈액 투석을 할 필요가 없을 테니까.

# 밀가루는 몹쓸 식품인가?

우리가 늘 먹던 밀가루가 방송과 신문을 통해 '내 몸의 적'으로 몰리면서 갑자기 천하의 몹쓸 식품이 됐다. 밀가루에 들어 있는 단백질인 글루텐이 문제라는 것이다. 이 물질이 소화되지 않고 장을 뚫고 들어가 치매, 암, 면역질환, 신경계 이상 등 각종 무시무시한 질병을 일으킨다는 쇼닥터들의 주장이다. 글루텐 성분 중 하나인 글리아딘<sup>gliadin</sup>이 장점막을 통과해 면역기능에 문제를 만들고 융모세포에 염증을 유발한다는 설에 기초하고 있다.

이 주장이 일부 맞기는 하다. 하지만 특수한 경우이다. 글루텐이 원인인 셀리악병<sup>19</sup>에 한하는 증상이다. 그것도 엉터리들이 주장하는 무시무시한 증상이 아니라 소화불량과 설사 정도를 동반하다가 밀가루를 끊으면 호전되는 일종의 알레르기성 질환이다. 밀가루가 주식인 서양인들에게 1%도 발생하지 않는 드문 유전성 질환에 해당한다.

쌀이 주식인 동양인에게는 셀리악병이 거의 나타나지 않으며 국내에서는 얼마 전에 첫 환자가 보고된 것이 유일하다. 걱정하지 않아도

---

19  Celiac disease, 소장에서 일어나는 알레르기 질환으로, 글루텐의 소화가 불충분하여 장내 면역반응에 이상을 초래한다.

되는 정도인데도 부작용을 부풀리며 밀가루에 대한 불안감을 조성한
다. 국수나 빵을 먹고 체하거나 소화가 잘 안 될 때도 셀리악병을 떠올
리면서 밀가루를 끊어야겠다고 다짐하기도 한다.

서양의 희귀병을 우리에게도 일반화하는 분위기가 조성된 데는 역
시 쇼닥터들의 역할이 크다. 이들의 어설픈 주장이 여과 없이 전달되는
바람에 일반인들의 뇌리에 밀가루는 나쁘다는 게 상식으로 굳어져 한
때는 밀가루 소비가 급감했었다.

어떤 쇼닥터는 "미국에서는 글루텐 불내증이 10%"라고 주장하고,
또 "미국인 10명 중 3명 정도가 글루텐 민감성 체질이다. 취약 인자가
잠재돼 있는 사람까지 합치면 80%가 넘는다"라고 강조한다. 한국에서
도 밀가루 민감 체질의 비중이 높다는 주장을 편다. 이런 말들은 모두
근거가 없다. 한술 더 뜨는 이도 있다. TV에 나와 "밀가루가 몸속에서
알코올 발효를 일으켜 술을 마시는 것과 같은 부작용이 일어난다, 밀가
루를 먹으면 뼈가 녹는다"는 등 황당한 이야기를 태연하게 늘어놓기도
했다. 전문 분야도 아닌 산부인과 의사의 소행이다.

한국인에게는 거의 없는 질병을 가지고 이렇게 호들갑을 떨면 결국
'글루텐 프리' 밀가루만 먹어야 할지도 모르겠다. 글루텐이 없는 밀가
루는 점성(탄성)이 없어 국수나 빵을 제대로 만들 수 없다. 국수 면은 뚝
뚝 끊어지고 빵은 부풀지 않아 쫄깃한 맛이 없어진다. 이를 이용해 '글
루텐 프리 마케팅'도 성행 중이다. 건강에 훨씬 좋다며 비싼 값을 매기
는데도 잘 팔린다.

밀가루 불신을 조장하는 이런 주장도 있다. "우리가 먹는 밀가루나
밀의 대부분은 수입에 의존하기 때문에 오랜 수송 기간 중 부패와 변질
을 막기 위해 농약이나 방부제 등을 과도하게 살포한다", "잔류농약이

있어 몸에 해롭다", "탈색용 표백제를 쓴다"는 등의 낭설이 밀가루의 유해성과 기피현상에 그 이유를 보탰다. 그러나 이런 우려는 기우에 지나지 않는다. 과거 운수송장비의 낙후와 주무부서의 관리가 소홀했을 때의 이야기다. 한국의 식품 규제는 세계 최고수준이다. 현재는 법규와 관리감독이 철저하여 그런 일은 없다. 회사가 문 닫을 각오를 하지 않고서야.

# 알칼리 식품과
# 알칼리 체질의 상관관계

산성 체질은 나쁘고 알칼리성 체질은 좋다는 것이 상식처럼 통한다. 동시에 산성 식품은 나쁘고 알칼리성 식품은 좋다고 하면서 먹기를 권한다. 그래서 알칼리성 음료도 나오고 엉터리 책이 베스트셀러가 된 적도 있다. 이는 사실이 아니다. 우리의 소화과정과 대사라는 생리기능을 깡그리 무시한 분류 방법이다.

체액의 pH에 영향을 미치는 식품에 산성이 있고 알칼리성이 있다는 주장은 100년도 더 된, 옛적 과학수준이 유치하던 시절이 낳은 오해의 소산이다. 식품을 산성, 알칼리성으로 분류한 사람은 19세기 말 영양학자 스위스 바젤대학의 구스타프 폰 붕게였다. 그의 치명적 오류는 영양성분이 체내에서 연소된다고 생각한 것이다. '연소'란 불로 태운다는 뜻인데, 그는 체내에서도 영양성분이 불에 탄다고 생각했다. 시중에는 지금도 연소라는 말을 쓰고 있으며 일부 전문가들도 아직 잘못 사용하고 있다. 영양성분은 연소하는 게 아니라 대사라는 산화과정을 거쳐 에너지로 발산되는 것이다. 이것은 생리학의 기본이다.

붕게 박사는 식품 자체의 pH를 재지 않고 불로 태우는, 즉 회화시켜 남는 재에 어떤 종류의 원소(이온)가 많이 있는가를 조사했다. 연소하면 유기성분은 전부 타버리고 회분(재)만 남는다. 이때 재에 남은 원소를 분석해, 여기에 산성으로 되는 인, 황, 염소, 불소, 브로민 등의 음이온 양이 많으면 산성식품, 알칼리성이 되는 나트륨, 칼슘, 칼륨, 마그네슘, 망간 등의 양이온이 많으면 알칼리성 식품으로 분류했다. 그것도 실제 500℃ 이상의 고온에서 연소하면 염소 등의 음이온은 상당 부분 소실되기 때문에 정확한 측정이 불가능한데도 말이다. 이런 얼토당토 않은 분류법은 이미 전문가 집단에서는 폐기된 지 오래다.

이를 기준으로 하면 신맛 나는 식초는 산성이 아니라 알칼리성 식품이 되고 소고기, 돼지고기 등은 중성인데도 산성 식품으로 취급받는다. 지금의 과학으로 보면 말도 안 되는 분류방식이다. 그런데 이런 케케묵은 이론을 지금도 신봉하는 전문가가 많다는 데 문제가 있다. 이들은 붕게법을 기준 삼아 분류표를 만들고 알칼리, 산성 식품으로 구분하면서 가려 먹기를 권장한다. 그리고 대부분의 사람들은 이것을 의심 없이 받아들인다.

이 논리에 따르면 혈액의 pH는 식품 속 원소(무기질, 미네랄)가 결정하는 꼴이 된다. 산성이 되는 원소가 많은 식품을 먹으면 피가 산성이 되어 문제가 된다는 것이다. 그러나 그런 경우는 발생하지 않는다. 우리가 먹는 음식의 성분이 다 소화되는 것도 아니며 또 음식에 포함되어 있는 미네랄(원소)이 다 체내로 흡수되는 것도 아니기 때문이다.

반대로, 실제로는 이 미네랄보다 식품 자체의 pH나 그 속에 포함된 유기산 등의 산성물질이 혈액의 pH에 더 영향을 미칠 듯도 하다. 그렇다고 해도 문제는 되지 않는다. 혈액이 pH의 변화에 영향을 받지 않는 '완충용액'으로 되어 있기 때문이다. 완충용액이란 산이나 알칼리가 들어와도 pH의 변화를 최소로 막아주는 용액을 말한다. 거기다 음식이 위 속으로 들어가면 산성이든 알칼리든 모두 위산에 의해 산성으로 변하고 소장을 통과하면서는 췌장에서 분비되는 알칼리에 의해 전부 중성으로 중화되어버리는 과정을 거치는데 음식의 산도에 무슨 의미가 있다는 건가.

혈액은 항상 중성에 가까운 pH7.4 정도로 유지된다. 정상인이라면 절대 변하지 않는다. pH가 2.5 정도 되는 산성 식품인 콜라를 몇 캔씩 마셔도, 반대로 알칼리 음료 몇 컵을 들이켜도 혈액의 pH는 변하지 않는다는 뜻이다. 고로 시중에 회자되는 산성 식품 혹은 알칼리성 식품을 아무리 먹어도 혈액의 pH는 변동이 없다는 결론이다. 혈액의 pH가 7.4에서 ±0.2 정도만 벗어나도 우리 몸은 심각한 상태에 빠진다. 자칫 죽을 수도 있다. 그래서 음식의 섭취에 의해서는 그런 현상이 절대 발생하지 않는다는 것이다. 병이 아니고서는.

# 막걸리가 항암식품이 된 사연

몇 해 전, 막걸리의 인기가 전국을 강타했다. 살아 있는 효모가 많고, 인체에 좋다는 유산균이 요구르트보다 훨씬 더 많기 때문에 건강기능성이 우수하다고 했다. 이 선전이 막걸리 열풍의 단초가 됐는지 확실치는 않지만 일조는 한 듯하다. 실제로는 막걸리 종류에 따라 다르지만 막걸리가 요구르트만큼 유산균이 많지는 않다. 유산균이 소량 있긴 하나 많아지면 오히려 술이 시어져 질이 떨어지는 역효과가 나기 때문이다. 또 술에 들어 있는 유산균이 우리의 장에서 정장작용을 하는 종류와 꼭 같지도 않으며 있다 해도 소화기관을 지나 장에까지 도달할지도 의문이다.

효모에 대한 근거 없는 칭송도 그렇다. 술 중에 효모를 제거하지 않고 그대로 먹는 술은 막걸리가 유일하긴 하지만, 효모를 소량 먹는다고 인체에 크게 좋을 것이라는 주장은 사실이 아니다.

그럼에도 막걸리 열풍이 점차 사그라들자 막걸리의 효능을 과장하는 풍조가 생겨났다. 막걸리에 '파네졸farnesyl diphosphate'이라는 항암물질이 포도주나 맥주(15~20ppb)에 비해 10~25배(150~500ppb)나 많다고 한국식품연구원이 발표한 것이다. ppb는 10억분의 1을 뜻하는 양으로, 막걸리 1리터에 0.15~0.5mg 들어 있다는 의미다. 있으나 마나 한 양을 가지고 호들갑을 떨었다. 측정 기술이 발달하지 않던 얼마 전까지만 해도 검출 자체가 불가능했을 정도의 양을 가지고 말이다.

연구원의 주장은 한 번에 5~7mg의 파네졸을 섭취하면 항암 효과가 있다고 했다. 그런데 막걸리 1리터에는 파네졸이 0.15~0.5mg 들어 있으니 막걸리로 항암 효과를 내려면 시중에 파는 750ml들이 기준 13~45병을 마셔야 한다는 계산이 나온다. 항암을 논하기 전에 술에 절어 죽지 않으면 다행이다.

이 파네졸은 알코올을 발효하는 효모의 세포 속에 소량 있는 물질이다. 이 효모가 막걸리병 바닥에 가라앉는 혼탁한 찌꺼기 부분에 있다 해서 걸쭉한 막걸리를 선호하기도 했다. 그러나 파네졸이 항암효과를 나타낸다는 논문이 있기는 하나 파네졸 양(농도)과 관계없이 항암 효능에 의문을 제기하는 지적도 많다. "웬만한 채소 등에 있는 성분을 따로 분석해보면 조금씩 항암효과가 있는 것으로 나온다. 막걸리라고 이와 다를 바 없다", "최근 막걸리 소비량이 줄어들자 항암 효능이 너무 부각된 게 아닌가 싶다"라고 한국보건산업진흥원이 논평을 내놓기도 했다.

포도주의 레스베라트롤을 벤치마킹하여 이런 주장을 하는 것일까. 프랑스의 포도주에 항암, 항산화효과가 탁월하다는 엉터리 마케팅이 성공하여 세계적으로 선풍을 일으킨 사례 말이다. 포도주의 레스베라테롤도 역시 전립선암을 예방하려면 한꺼번에 무려 8,750리터를 마셔야 한다는 계산이다. 막걸리의 파네졸보다 침소봉대는 한 수 위인 셈이다. 이런 레스베라트롤의 허위과장 선전을 비꼬아서 프렌치 패러독스라 부른다.

그동안 레드와인에 레스베라트롤 등 폴리페놀이라는 항산화제가 많아 심장병을 예방한다는 주장도 설득력 있게 들렸으나 이도 억지 주장이라는 연구 결과가 나왔다. 미국 존스홉킨스대 의대의 리처드 셈바 교수가 이끄는 연구팀은 미국의학협회 저널에 발표한 논문을 통해 레드와인에 다량 함유된 폴리페놀계 항산화물질 레스베라트롤이 성인병 억제나 장수와 별 상관이 없었다고 밝히고 있다.

파네졸로도 막걸리가 생각만큼 뜨지 않자 같은 연구소에서 이번에는 스쿠알렌squalene이라는 항암물질이 검출됐다고 발표했다. 포도주, 맥주보다 50~200배가 많다면서 막걸리 1리터에 1.2~4.6mg이 들어 있고 파네졸과 마찬가지로 가라앉은 찌꺼기 부분에 있다고 했다. 즉 이 물질도 발효 효모의 세포 내에 존재하는 것으로 술에는 녹아나오지 않는 소수성疏水性 물질이기 때문이다.

한때 건강식품 시장을 휩쓸었던 것 중 하나인 스쿠알렌은 간에서 콜레스테롤이 합성될 때 만들어지는 중간산물이다. 동맥경화, 심혈관 질환의 원흉으로 치는 콜레스테롤이 합성될 때 그 전구체가 되는 스쿠알렌을 많이 먹으면 좋다고 했으나 효능이 신통치 않아 소비자의 뇌리에서 사라진 지 오래다. 그래서인지 이 또한 막걸리의 붐을 이끌지는 못했다.

그러자 2019년 초, 새로운 막걸리의 효능을 같은 연구기관의 다른 연구원이 또 발표했다. 파네졸, 스쿠알렌으로는 안 되니 이제는 '단쇄지방산'이라는 걸 들고 나왔다. 동물실험에 "뷰티르산 고생성 누룩 막걸리를 5일간 단기 투여해 장 건강 개선 효능을 확인했다", "유익균(또는 날씬균)으로 알려진 박테로이데테스 문phylum Bacteroidetes을 54.5% 증가시킨 반면, 유해균(또는 비만균)으로 알려진 퍼미큐티스 문phylum Firmicutes을 58.5% 감소시켜 장 건강의 개선에 기여했다"는 내용이었다.

이에 대해 식품전문가 최낙언 박사는 "단쇄지방산이라 하는 뷰티르산$^{butyric\ acid}$은 토사물 악취의 대표적 물질이고, 프로피온산$^{propionic\ acid}$은 식품에 쓰이는 3대 보존료 중 하나이다. 그리고 초산은 식초의 주성분이다. 실제로 이것 때문에 효능이 높다면 치즈나 식초를 먹는 것이 훨씬 효과적일 것이다. 막걸리가 다른 술보다 좋을 수는 있겠지만 술로 장 건강을 챙기라는 것은 맞지 않는 것 같다"고 논평했다.

식품에서 어떤 유익한 성분이 검출되기만 하면 그 양과 관계없이 항암, 항산화작용을 들먹이며 만병통치약으로 둔갑시키는 상술은 이제 통하지 않는다. 막걸리의 인기를 유지하려면 이런 터무니없는 마케팅에 의존할 것이 아니라 기호성을 높이고 고급화하는 전략(기술개발)이 먼저다. 한류에 기대 외국에 수출하던 시대는 지났다. 막걸리 열풍이 왜 사라졌는지 차분히 생각해볼 일이다.

## 효소찜질 하면
## 몸이 정말 개운해지나요?

찜질방 등 공중목욕탕이 아닌 효소탕이 한때 유행했다. 열나는 톱밥더미 속에 몸을 파묻고 땀을 빼는, 모래찜질과 유사한 것이다. 상자 속에 편백나무의 톱밥을 등겨와 적당한 비율로 혼합하고, 미생물의 영양분을 공급해주기 위해 설탕물이나 산야초효소를 뿌려 수분 함량을 조절한 뒤 방치하면 거름이 썩듯 내열성균이 증식하여 열이 발생한다. 이때 온도는 70℃ 이상으로 올라가며 피부에 접촉하면 화상을 입을 정도로 뜨겁다. 여기에 몸을 파묻고 땀을 흘리는 것을 효소욕 혹은 효소찜질이라 한다. 발열은 사물이 썩으면서 나타나는 당연한 자연현상 중 하나다. 농촌에서 흔히 볼 수 있는, 두엄더미에서 열이 나 김이 피어오르는 것과 같은 이치다. 이런 행위는 효소와는 별 관계가 없다. 미생물이 번식하여 거름 속에 효소를 조금 분비할 수 있을지는 모르겠다. 미생물이 톱밥과 등겨를 분해하여 에너지를 얻어 살아가는 방편으로 말이다.

만약 그렇다고 해도 그 효소가 몸에 흡수될 리 없으며 설사 흡수가 되면 더 큰 문제가 발생한다. 우리 몸속에 이물질이 들어가는 셈이니까. 효과를 군이 말하자면 찜질효과에 의한 체온상승, 혈액순환이 조금 나아지는 정도다. 찜질방에서 땀을 빼는 것과 다를 바 없다.

이때 톱밥에서 나오는 피톤치드[20]가 피부질환의 치료를 돕는다는 주장도 있다. 더불어 피톤치드가 우리의 스트레스호르몬인 코티솔cortisol의 분비를 억제하여 심적인 치유효과가 있다고도 한다. 과장이 심해도 너무 심하다. 피톤치드의 살균력 때문에 아토피 같은 피부 염증에는 미약하게나마 효능이 있을지 모르겠지만 피톤치드가 나온다 해도 초기에 소량 나오는 정도에 불과하니 치료 목적으로는 적합하지 않다.

반신욕이 유행하면서 피톤치드를 방출한다는 히노키탕이 인기를 끌기도 했다. 별 효과도 없는 것을 과대선전하여 신비화했다. 실제 식물은 많은 양과 수없는 종류의 피톤치드를 뿜어낸다. 나무뿐만 아니라 우리가 먹는 음식, 식재료 중에도 무수한 피톤치드가 방출된다. 향신재의 독특한 냄새도 일종의 피톤치드다. 피톤치드는 한 종류가 아니라 식물로부터 나오는 휘발성물질의 총칭으로 수만 종류에 이른다.

피톤치드는 식물이 자신의 생존을 위해 분비한다. 식물 자신에게도 상당한 부담이 될 수 있지만 스스로의 생존을 위해 어쩔 수 없는 노력과 에너지를 투입해서 만든 것이다. 이런 수고는 병원균이나 해충, 포식자를 물리치거나 이성을 유혹하기 위함이다. 식물에게는 우리 인간도 적이 아닐 수 없다. 따라서 피톤치드가 인체에 이롭기만 하고 피해가 없다고 말하는 것은 자연의 이치에 어긋난다.

톱밥에 번식하는 내열성균인 고초균은 단백질분해효소의 생산능력이 강해 피부에 접촉하면 해로울 수 있다. 이 효소에 피부가 오래 노

---

20 phytoncide, 식물이 생산하는 살균·살충성 물질을 총칭하는 단어로 phyto는 식물, cide는 죽인다는 의미이다. 즉 식물이 스스로 병충해를 퇴치하기 위해 만드는 물질이다.

출되면 살갗을 녹여 붉은 반점이 생기고 따끔거린다. 피부염으로 피부가 헐었거나 흠집이 있을 경우 그 정도가 심해진다. 따라서 효소욕을 하려면 가운을 입어 톱밥이 직접 피부에 닿는 것은 피해야 한다.

찜질의 기본은 땀을 내는 것이다. 더우면 땀이 난다. 아니, 체열이 올라가니 땀이 난다고 해야 옳다. 올라간 체온을 낮추기 위함이다. 땀의 성분 중 99.9%는 물이다. 물이 증발하면서 기화열을 발생한다. 즉, 피부로부터 열을 빼앗아 온도를 낮추는 역할이 땀의 주된 임무다.

찜질은 자처해서 체온을 높이는 작업이다. 무리해서 체온을 높이니까 물이 스며 나와 증발하면서 열을 뺏어간다. 수분의 증발을 돕기 위해 바람을 쏘이면 증발속도가 빨라 더 시원함을 느끼고 체온도 빨리 내려간다. 땀을 흠뻑 흘린 후에 밖에 나오면 시원하고 상쾌함을 느낀다. 이 맛에 찜질을 한다는 게 옳은 대답인지 모르겠다. 다이어트용으로 찜질을 한다고 하는 사람도 있다. 순식간에 수분이 배출되니 그만큼 체중이 주는 것은 당연하다. 그러나 갈증으로 물을 마시면 체중은 즉각 원래로 돌아온다. 다이어트를 하려면 낮은 온도에 신체를 노출하는 게 훨씬 과학적이다. 체온 상승을 위해 에너지대사가 왕성하게 일어나 체내에 저장된 에너지원을 소모하기 때문이다.

체내 노폐물을 배출하기 위해 찜질한다는 사람들도 있다. 땀과 함께 미량의 노폐물이 배출될 수도 있으나 그 양은 무시할 만한 정도다. 원래 피부는 노폐물을 발산하는 용도가 아니기 때문이다. 체내의 노폐물은 신장에서 처리하여 오줌으로 배출된다.

옛날부터 찜질은 민간요법으로 이용되었다. 대개는 한여름의 모래찜질로, 만성 저체온증에 시달리는 사람의 일시적 치료용으로 말이다. 체온이 낮아지면 체내 효소의 반응속도가 느려져 신진대사에 차질이 생긴다. 그로 인해 기력이 없어지고 만성적 피로감에 시달린다. 이런 사람에게는 찜질이 일시적으로는 효과를 보인다. 하지만 체온이 올라가면 효소의 반응속도가 빨라져 대사는 원활해질지 모르나 일정 이상으로 올라가면 문제는 심각해진다. 효소는 단백질이라 열에 약한 성질이 있다. 자칫 효소가 열에 의해 실활[21]이라도 된다면 큰일이 발생한다. 죽을 수도 있고 장애로도 나타날 수 있다. 어린아이가 고열로 뇌성마비가 되는 경우도, 여름철 체온 조절이 원활하지 않은 노인의 열사병도 급격한 체온 상승의 결과이다. 체내 온도에 민감한 효소의 실활이 원인인 것이다.

건강한 사람이 인위적으로 체온을 높여 땀을 무리하게 흘리는 것이 몸에 좋을 리 없다. 고온에 오래 노출되면 오히려 몸에 무리를 주어 피곤함을 더 느끼게 한다. 온도가 높지 않은 욕조에 몸을 담가 체온을 다소 높이고 혈관을 확장하여 혈액순환을 도와주는 것이 이보다 훨씬 몸에 이롭다.

---

21 失活, 기능을 상실하는 것.

## 3 장

# 건강상식, 제대로 알기

# 활성산소가 그렇게 무서운가?

"숨을 쉬지 않으면 왜 죽을까?"라는 바보 같은 질문을 해보자. 당연히 "숨을 못 쉬니까 죽지"라고 답하겠지만 이는 정확한 대답이 아니다.

우리가 쉴 새 없이 움직이고 생각하는 행위에는 엄청난 에너지가 소모된다. 이렇게 소모되는 에너지의 공급원이 우리가 먹는 음식이다. 음식 중의 탄수화물, 단백질, 지방이 소화되어 포도당, 아미노산, 지방산 등으로 변화한 다음 혈액 속으로 흡수되고 각 세포로 운반되어 대사되면서 에너지를 내놓는다. 이 에너지는 일단 생체에너지 물질인 ATP에 저장되었다가 에너지가 필요한 곳에 운반되어 ADP로 분해된다. 이때 인산기 하나가 떨어져 나오면서 에너지를 발산하고 이 에너지가 빠짐없이 생체 내 각종 반응에 이용된다. ATP는 ADP에 인산 결합이 하나 추가된 물질이다. 이 인산 결합 속에는 약 7kcal의 에너지가 저장되어 있다. 즉 영양소가 대사되면서 나오는 에너지는 이 ADP를 ATP로 재생하는 데 이용한다.[1] 그런데 이 ATP의 재생과정에는 반드시 산소가 필요하다는 것이다.

---

1  〈치명적 매력의 활성수소 혹은 수소수〉편 87p 각주 참고.

좀 어렵지만 산소가 하는 역할을 살펴보자. 포도당을 예로 들어 설명하자면 이 물질은 30여 단계의 반응을 거치면서 많은 에너지를 내놓고 최종적으로 탄산가스와 물로 변한다. 이 물($H_2O$) 속에 들어 있는 산소 원자가 우리가 숨을 쉬어 흡입한 산소에서 공급된 것이다. 물질 대사의 본체는 물질 간 전자와 수소이온의 이동이다. 세포 속에는 영양물질로부터 나온 전자를 통과시키면서 에너지를 생산하는 '전자전달계'라는 시스템이 있다. 여기서 나온 전자를 최종적으로 수용하여 안전한 물로 바뀌게 하는 것이 바로 산소다. 결국은 이 전자를 받기 위해 우리가 숨을 쉰다는 결론이다.

산소가 많이 공급되면 에너지도 많이 나온다. 운동을 하면 에너지가 많이 필요하므로 산소의 요구량도 증가한다. 심한 운동을 하면 숨을 자주 쉬고 헐떡거리는 이유는 산소의 공급을 늘리려는 신체의 몸부림이다. 산소 공급을 늘리려면 폐기능이 좋아야 한다는 것은 당연하다. 담배를 많이 피워 폐가 좋지 않은 사람은 조금만 걸어도 숨이 차는 걸 느낀다. 프로선수들이 쉴 새 없이 뛰어도 지치지 않는 것은 폐기능이 좋아 산소의 공급이 원활하고 ATP의 재생이 빠르기 때문이다.

그러면 산소의 다른 얼굴은 무엇인가? 보통 만병의 근원이라는 활성(화)산소를 두고 하는 말이다. 활성산소의 발생원인과 소거작용에 대해서는 〈항산화제의 거품〉 편에서 자세히 설명한 바 있으니 생략하고, 활성산소의 피해를 막는 방법에 대해 알아보자.

먼저 외부 요인에 의한 피해를 막는 방법이다. 지방이 오래되어 산소에 장시간 노출되면 과산화물(일종의 활성산소)이 생성되어 인체에 대단히 해롭다. 오래된 식용유를 사용하지 않고 높은 온도에서 열처리된 기름을 먹지 않으면 상당한 피해를 막을 수 있다. 또 산소원자가 3

개 결합한 오존(O₃)이라는 물질도 대단히 위험하여 미생물을 살균할 정도로 강력한 활성산소를 방출한다. 새벽녘 오존의 농도가 높다고 하는 등산길에 가지 않는 것도 피해를 막는 방법이다. 산소가 자외선을 받으면 오존이 생성된다. 여름철 오존 농도가 높아 주의보가 내려질 때는 외출을 삼가는 것이 좋다.

체내에서 만들어지는 피해를 막는 가장 좋은 방법은 적게 먹어 산소를 적게 소비하는 것이다. 그렇게 하면 대사량이 적어 전자전달계에서의 활성산소 발생량이 줄어들기 때문에 피해도 적어지게 된다. 식사를 많이 하고 비만인 사람의 수명이 짧은 것도 같은 이치다. 프로선수의 평균수명이 10년이나 짧은 것도 산소의 소비량이 많아 활성산소의 피해를 입기 때문인 것으로 보고 있다.

나쁘기만 할 것 같은 활성산소는 우리 몸에 없어서는 안 될 물질이기도 하다. 세포의 성장, 병원균의 격퇴, 간의 해독, 생체신호 전달 등에 미량으로 관여한다. 초파리의 경우 활성산소를 만드는 효소의 유전자를 없애면 번식하지 못한다는 연구 결과도 있다. 심지어 활성산소가 오히려 수명을 증가시키기도 한다. 2010년 캐나다 맥길대학의 지그프리드 헤키미 박사는 꼬마선충에 활성산소를 많이 생산하도록 유전자 조작을 한 결과 수명이 단축되기는커녕 오히려 연장되었다고 밝혔다. 활성산소의 과다 생산이 체내의 보호와 수리라는 메커니즘을 작동시켜 오히려 수명이 연장된 것으로 추측한다. 사람의 몸에서도 활성산소가 적당량 있는 상태에서 최고의 컨디션을 유지할 수 있다고도 본다. 적당한 정도가 좋은 것이지 완벽히 위험을 없애려다가는 오히려 더 위험해질 수 있다.

# 유산소운동과 무산소운동이라는 이상한 구분

얼핏 유산소운동은 산소가 필요하고 무산소운동은 산소가 필요 없는 운동으로 들린다. 하지만 실상은 그 반대다. 오히려 무산소운동이 유산소운동보다 더 많은 산소를 요구한다. 심지어 산소의 공급이 미처 따라가지 못하는 경우도 있는데, 이를 무산소운동이라 한다. 그 내막을 살펴보자.

헬스장에 가면 트레이너들이 이렇게 말한다. "당신은 지방을 태워야 하므로 유산소운동을, 당신은 근력이 부족하기 때문에 무산소운동을 해야 합니다"라고. 일반인에게는 명확하게 이해되지 않는 용어지만 으레 그러려니 하고 따른다.

그러나 이는 정확한 명칭도, 분류법도 아니다. 이런 오해는 영어로 'aerobic(호기적)[2]'을 유산소, 'anaerobic(혐기적)[3]'을 무산소로 번역한 데서 비롯됐다. 이 명칭은 1967년 미국 군의관인 케네스 H. 쿠퍼가 심폐기능을 개선하는 운동 프로그램을 개발해 이것을 '에어로빅'이라고 명명하면서부터 생겨났다. 이름이야 어찌됐든, 이런 호칭은 인체의 생

---

2   세균 등이 산소가 있을 때에 생육하는 것.
3   산소가 없는 조건에서 생육하는 것.

리학적 현상을 반영한 올바른 명칭이 아니다.

유산소운동은 조깅, 수영, 자전거, 등산, 에어로빅 등 비교적 강도가 약한 운동을 포함한다. 무산소운동은 숨이 차고 지속이 힘든 마라톤, 빨리 달리기, 역도, 웨이트 트레이닝 등 강도 높은 단시간 운동을 지칭한다. 그런데 왜 조깅은 유산소운동이고, 마라톤은 무산소운동인지를 정확하게 아는 이는 많지 않다. 분류도 헷갈린다. 그러면서도 조금의 의심이나 설명 없이 전문가라는 사람들이 태연하게 스포츠과학을 들먹이고 유·무산소운동의 필요성을 강조한다.

생물이 필요로 하는 모든 에너지는 영양성분인 포도당, 아미노산, 지방산을 재료로 얻는다. '해당과정[4], TCA 회로[5], 전자전달계'라는 세 가지 반응경로를 통해서다. 이때 호흡으로 산소 공급이 충분한 정도(경도나 중도)의 운동이라면 이 세 회로가 연속해 진행된다. 운동이 격해 산소 공급이 불충분(격한 운동)하면 3개의 회로가 완전히 작동해도 에너지 공급이 감당이 안 될 지경에 이른다.

이때는 무산소호흡이라는, 이른바 해당과정만이 여분으로 작동해 소량의 에너지(ATP)를 추가한다. 모자라는 에너지를 조금이나마 보충하기 위해서다. 이때도 당연 TCA 회로와 전자전달계는 최대한으로 돌아간다. 산소의 공급량에 비례해서 말이다.

다시 말해 유산소운동은 운동의 강도가 낮아 세포 내 산소의 부족 현상이 발생하지 않고, 산소량에 비례해 에너지의 공급이 충분히 생긴

---

4    산소를 필요로 하지 않는 당 분해과정.
5    피루브산의 산화를 통해 에너지원인 ATP를 생산하는 트라이카복시산 회로(tricarboxylic acid cycle)의 약칭.

다. 반면 무산소운동은 에너지를 생산하는 데 요구되는 산소의 공급량이 따라가지 못한다. 즉, 에너지(ATP)의 생성이 한계에 도달했을 때 고육지책을 동원해 해당과정을 과도하게 작동시켜 운동을 조금이나마 더 지속하도록 버티게 하는 경우를 말한다.

포도당이 완전 대사되면 36개의 ATP가 생성되나 무산소호흡인 해당과정에서는 단지 2개의 ATP만이 나온다. 이것이라도 보충하려고 피눈물 나는 노력을 감당하는 셈이다. 피로물질인 유산을 근육 속에 축적하면서까지 말이다. 다시 말해 에너지 생산과 산소의 소비량은 무산소운동에서 최고조에 달한다. 그래도 모자라면 부족분을 조금이라도 채우기 위해 해당과정이 과도하게 작동한다.

이때 부작용이 수반된다. 포도당이 과잉으로 소모되고 해당과정의 최종 산물인 피루브산[6]은 산소 공급이 모자라 더 이상 대사되지 않고 유산으로 전환되어 세포 속에 축적된다. 그런데 근육 속에 유산이 쌓이면 세포질의 pH가 다소 산성으로 기울어 피곤함의 원인이 된다. 이를 피로물질이라고 부르기도 하는 이유다.

따라서 유·무산소운동은 해당과정을 거치는 포도당 등의 탄수화물 대사에만 국한되는 용어다. 해당과정이 필요 없는 지방산이나 단백질(아미노산)의 대사하고는 관계가 없는 말이다. 결론적으로 유·무산소운동은 운동의 결과로 나타나는 유산의 생성 여부로 갈린다. 이런 구분은 운동의 강도뿐만 아니라 개인의 체력이나 영양 상태에 따라서도 달라진다. 다른 사람에게는 유산소운동인 것이 나에게는 무산소운동

---

6    pyruvic acid. 생물체 내 물질대사의 중간물질.

이 되고 그 반대도 되는 셈이다.

본인의 체력에 따라 적당하게, 숨이 차지 않을 정도로 운동하면 유산소운동이고, 산소의 공급이 부족해 유산이 만들어지면 무산소운동이 된다. 운동 능력이 없는 사람에게는 유·무산소운동의 구분이 불가능하다. 빠르게 걷는 사람의 유산소운동이 나에게는 무산소운동이 될 수도 있으니까. 더불어 산소의 공급이 원활한 운동선수에게도 별 의미 없는 구분이다.

# 소식하면 오래 살 수 있을까?

소식하면 오래 살까? 이론적으로는 그렇다고 볼 수 있다. 그 근거를 알아보자. 음식이 소화되고 몸속에 흡수되면 에너지를 얻기 위해 '분해'되거나 몸속에 필요한 물질의 '합성'을 위한 재료로 사용된다. 이 두 가지 경로를 합쳐 '대사'라 한다. 여기서 합성대사는 아직 알려지지 않은 것이 있을 정도로 그 종류와 메커니즘이 복잡하고 다양하지만 분해대사는 그 경로(해당과정, TCA 회로, 전자전달계)가 비교적 간단하다. 또한 이 경로는 거의 모든 생물에 공통이다. 미생물에서부터 사람에게까지 거의 동일하다는 게 참 신기하다. 이것이 생명의 기원과 진화를 설명하는 하나의 가설이 되기도 한다.

그러면 분해대사가 왜 수명하고 관계가 있는지 짚어보자. 이하 일부는 앞에서 나왔던 내용이지만 불가피해서 반복한다. 우리가 숨을 쉬는 건 왜일까? 정답은 산소를 공급하기 위함이다. 그럼 어디에다 산소를 공급할까? 허파라고? 틀렸다. 정답은 에너지대사가 일어나는 세포 속 전자전달계다. 전자전달계는 영양성분으로부터 나오는 전자를 모아 에너지(ATP)를 생산하는 공장이다. 이 공장에서 나오는 쓰고 남은 전자는 그냥 버릴 수가 없어 산소와 결합시켜 물로 만들어버린다. 이때 필요한 산소를 공급하기 위해 우리가 숨을 쉰다는 게 맞다. 오줌이나 땀으로 배출하는 물의 상당 부분이 여기에서 만들어진다.

이 전자전달계에서 활성산소가 가장 많이 나온다. 활성산소가 많이 발생되면 인체에 대한 피해가 커진다. 암, 백내장, 류머티즘 등 다양한 질병이 활성산소를 원인으로 본다. 그래서 활성산소가 많이 발생하지 않도록 혹은 발생한 활성산소를 신속하게 없애주는 작업이 필요하다. 우리 몸속에서는 각종 활성산소 종을 없애주는 장치가 준비되어 있어 피해를 최소화한다. 효소로는 슈퍼옥사이드 디스무타아제(SOD)와 카탈라아제가 있고, 물질로는 비타민A, C, E, 글루타티온 등이 이런 작용을 한다고 알려져 있다. 그런데 과잉으로 활성산소가 생성되면 이들이 다 감당할 수 없게 되고 우리 몸은 그 피해를 입게 된다. 그래서 시중에서 얘기하는 항산화제가 이런 활성산소를 없애준다고 둘러대는 이유가 되기도 한다.

그러므로 전자전달계의 지나친 혹사를 막기 위해서는 에너지대사를 줄이면 된다. 그 방법이 밥을 적게 먹는 것, 지나친 운동을 삼가는 것, 즉 산소의 소비량을 줄이는 것이다. 전자전달계의 불필요한 작동을 감소시키는 게 가장 좋은 방법이라는 뜻이다. 운동을 너무 심하게 하면 에너지가 많이 필요하고 산소의 소비량도 늘어난다. 고로 활성산소의 발생이 많아진다. 그래서 소식하고 산소의 소비가 적은 사람이 오래 산다는 이론이 나왔다. 산소 소비가 많은 운동선수가 수명이 짧다는 통계도 있다. 일본의 스모선수 중에는 수명이 긴 사람이 거의 없다. 즉 운동량이 많으면, 많이 먹으면 대사량이 증가하고 활성산소가 많이 나와 몸에 피해를 주고 수명이 짧아진다는 이론이다. '산화스트레스'라는 학문적 용어가 있다. 활성산소에 의해 우리 몸이 받는 피해를 뜻하며 만병의 근원으로 친다.

대사량이 수명과 반비례하는 경우로 소형동물을 예로 들어 설명한다. 덩치가 작고 활동량(대사량)이 많을수록 수명이 짧아진다는 이론이다. 소형동물은 세포당 대사량이 비교도 안 될 정도로 많다. 박쥐는 하루에 자기 몸무게의 반 정도를 먹어야 한다. 이런 대사량은 활동량에도 비례하지만 몸의 크기가 작을수록 세포 수에 비해 밖으로 노출되는 표면적이 많아져 체온 유지를 위해 에너지가 더 필요하다는 이유다. 행동이 굼뜨고 덩치가 클수록 수명이 길다는 과학적 근거도 이를 뒷받침한다.

그러면 적게 먹고 가만히 누워 있으면 어떨까? 몸을 움직이지 않으면 근육이 퇴화하고 세포의 기능이 저하한다. 몸을 적당히 움직여야 활동력도 생기고 의욕도 생긴다. 그럼 하루에 얼마를 먹으면 좋을까? 필자도 모른다. 성인이 하루에 필요한 에너지가 2,100kcal라고도 하고 2,300kcal라고도 한다. 이 수치도 기준으로 삼기에는 애매하다. 하루에 2,000kcal 이하를 먹고도 건강하게 잘 사는 사람이 많다. 물론 음식의 칼로리 계산도 엉터리다. 음식에 들어 있는 영양성분이 모두 소화되어 흡수되는 것도 아니며 소화율에도 개인차가 심하기 때문에 일률적 적용은 의미가 없다. 하루에 한 끼만 먹는 이도 있다. 한 끼를 배터지게 먹어 봤자 보통 사람 세 끼의 반 이하다. 과학적으로 도저히 설명이 불가능한데도 건강을 유지한다. 인체의 신비한 대목이다.

'심장박동 총량의 법칙'이라는 주장도 있다. 모든 동물은 박동이 8억 번에 도달하면 수명을 다한다는 설이다. 심장박동은 세포에 영양성분과 산소를 운반하기 위함인데, 이른바 심장의 박동 빈도는 산소 공급량과 비례하며 수명과 연관된다는 얘기다. 심장박동이 빠른 소형동물이 수명이 짧고 산소의 소비량이 많은 운동선수의 평균 수명이 짧다는 것도 심장의 박동 빈도에 따라 그렇다는 것인데 그럴듯하게 들리기도 한다.

인간의 욕구 중 가장 강한 것이 식욕이다. 삶의 가장 큰 즐거움이 맛있는 음식을 먹는 것이라는 사람도 많다. 인간에게는 '이성'과 '자제'가 있어 만물의 영장으로 친다. 동물처럼 본능이 시키는 대로 하지 않는 게 인간을 인간이게 하는 가장 큰 덕목이다. 오래 살려는 것보다 건강하게 사는 게 더 중요하다. 지나친 식욕은 건강을 해친다.

# 자외선과 피부암,
# 선탠과 비타민D

오랫동안 햇볕에 피부가 노출되면 자외선(UV)에 의해 피부가 검게 탄다. 기미, 주근깨, 잡티 등의 피부노화 혹은 발암의 원인이 된다면서 극도로 기피하는 이들도 있고, 반대로 건강하고 섹시해 보이는 구릿빛 피부를 위해 일부러 태우는 사람들도 있다. 여름철 바닷가나 수영장에서 오일을 바르고 선탠하는 모습을 흔히 볼 수 있다. 태닝샵에서 적지 않은 돈을 주고 인공적으로 태우기도 한다. 자외선을 방사하는 UV램프가 켜져 있는 체임버에 들어가 멜라닌 색소가 침착되도록 하는 것이다. 세계암연구소(IARC)가 1군 발암물질로 지정한 자외선을 돈까지 내면서 쬐다니 용감하다고 해야 할지 무모하다고 해야 할지 헷갈린다. 그나마 다행인 것은 태닝기계의 UV램프는 비교적 해가 적은 장파장 자외선을 사용한다는 것이다. 자외선은 파장의 크기에 따라 A, B, C 3가지로 분류하는데 C가 가장 강하다. 태닝기계는 그나마 덜 위험한 A자외선(UVA)이 95%, 좀 더 위험한 B자외선(UVB)이 5% 정도 방사된다. B는 그 양이 적기는 해도 상당히 위험한 종류이다. 지나치면 피부암의 원인이 되고 피부 속 콜라겐을 와해시켜 살갗을 처지게 하고 주름을 만든다. 이 때문에 3가지 모두 발암물질로 지정돼 있다.

자외선은 단파장(UVB, UVC)일수록 더 위험하다고 했다. 가장 강력한 C는 오존층에 의해 차단돼 지표에는 거의 도달하지 않으므로 일상에서는 걱정할 일이 없다. C에 노출되면 모든 세포는 단시간에 사멸하는데 이 원리를 이용해 인공적으로 만든 것이 식기나 컵, 칫솔 등을 살균할 때 쓰는 자외선램프 기기다. 식당에서 컵을 보관해두는 쇼케이스를 본 적이 있을 것이다. 강력한 자외선을 방사하는 램프는 순식간에 표면에 부착된 미생물을 죽이는데, 자외선은 내부로의 침투 능력이 없어 물체를 엎어놓으면 살균효과는 없어진다. 종종 씻은 컵을 물 빠지라고 엎어놓는 식당들이 있는데 이는 컵의 바깥면 바닥 부분만 살균하는 것이나 다름없으니 식당 주인에게 컵을 똑바로 놓아야 한다고 설명을 해주어도 좋겠다. 쇼케이스 문을 열고 닫을 때마다 불빛이 꺼졌다 켜졌다 하는 것은 사람의 피부에 닿는 것을 방지하기 위함이다.

자외선은 어떻게 피부암을 일으키는 걸까. 암은 세포 속 DNA가 손상을 입었을 때 발생한다. 여러 가지 발암물질이 다 그렇다. DNA에 상처가 나면 그 세포는 미쳐서 증식을 멈추지 않고 계속 자손세포만 생산하는 데 주력한다. 한마디로 세포 증식에 대한 조정능력을 상실해버린 세포가 암세포다.

자외선은 염색체의 DNA 속 티민thymine이라는 핵산염기[7]가 서로 가까이 있을 때 탈을 낸다. 자외선이 이 두 염기를 결합시켜 그 사이에 다리를 놓고 서로 붙어버리는 역할을 하기 때문이다. 이를 티민 다이머thymine dimer[8]라 하며, 이런 형태는 DNA가 복제(세포분열)될 때 DNA합

---

[7]  DNA을 구성하는 염기에는 4종류가 있다. 아데닌(adenine), 구아닌(guanine), 시토신(cytosine), 티민(thymine)인데 이를 핵산염기라 한다.

[8]  티민이 2개라는 뜻.

성에 장애를 일으킨다. 만약 DNA가 복제되지 않으면 자손세포가 만들어지지 않기 때문에 손상된 개체는 사멸하는 것이 보통이다. 세포 한두 개가 사멸해도 다른 정상세포가 많으니 문제는 발생하지 않으나, 만약 세포가 죽지 않고 DNA에 손상만 주었을 경우는 문제가 발생할 수도 있다. 이 흠집부분에 가끔 비정상적인 복제가 일어나 원래에 없던 다른 염기로 치환되는 경우가 발생한다는 것이다. 원래에 없던 다른 염기가 들어가거나 교체되면 그 유전자의 원래의 성질이 바뀌고 세포를 미치게 하는 암세포 발생의 요인이 되기도 한다.

이런 자외선의 피해를 막아주는 것이 바로 멜라닌 색소다. 햇볕에 노출되었을 때 피부가 검게 타는 것은 이 멜라닌 색소가 빛을 흡수하여 세포에 미치는 피해를 방지하는 역할을 해주는 것이다. 검은색은 모든 빛을 흡수하는 성질이 있어 야구선수들의 경우 눈부심을 막기 위해 눈 밑에 새까만 아이패치를 붙이기도 한다. 자외선이 피부에 도달하면 멜라닌 세포는 스스로 피부를 보호하기 위해 즉각 검은색을 합성하기 시작한다. 이는 아주 자연적인 인체의 생리현상이다. 피부가 검을수록 피부암의 발생률이 줄어든다. 흑인에게는 피부암이 거의 없고 백인에게 많은 이유가 이 때문이다. 미국인들에게는 암 발생률 1위가 피부암일 정도다.

이런 자외선을 피하기 위해 평소 자외선 차단제를 두껍게 바르고 한여름에도 더위를 무릅쓰면서까지 얼굴 전체를 마스크로 가리고 다니는 사람들이 있다. 그런데 지나친 무장 때문에 자외선에 의해 만들어지는 비타민D의 결핍을 초래한다고 우려하는 목소리도 나온다. 그러면서 비타민D 영양제를 챙겨먹어야 한다고 광고한다.

비타민D는 피부세포가 햇볕을 받아 콜레스테롤 유도체로부터 합성되는 것으로, 음식을 통해서는 적은 양만이 공급된다고 알려져 있다. 우리나라에서는 피부 보호를 위한 자외선 차단이 지나치게 강조되면서 일조량이 적은 북유럽 여성보다 오히려 비타민D 결핍이 더 심하다고 조사됐다.

비타민D가 뼈를 튼튼하게 하고 칼슘의 섭취에 필수성분이긴 하나 실제 비타민D 결핍은 거의 발생하지 않는다는 보고도 있다. 비타민D의 결핍은 모유만 먹는 영아와 자외선의 흡수를 방해하는 피부색이 짙은 사람, 일조량이 적은 북극지방 거주자 등에게 더 많다고 전문가들은 설명한다. 균형 잡힌 식사를 하는 일반인은 비타민D 결핍을 우려할 필요가 없으며 다만 일조량이 적은 겨울철에는 비타민제가 다소 도움이 될 수도 있다는 정도다. 지금처럼 생활수준이 높아진 우리의 경우에는 비타민D의 결핍으로 인한 구루병은 거의 나타나지 않으니 걱정할 필요는 없어 보인다.

한편 피부가 흰 것이 미인의 조건이라는 그릇된 기준이 '미백제'라는 효과도 의심스러운 물질을 만들어냈다. 이 미백제 중에는 탈색제도 있어 피부를 더 거칠게 하고 부작용까지 초래하는 것도 있다. 기능성 물질임을 강조하는 미백제의 대부분은 티로시나아제[9]라는 갈변효소의 저해제로 작용한다. 피부세포가 멜라닌 색소를 합성하는 최초의 효소반응을 미백제가 억제하기 때문이다. 그러나 대부분의 미백제는 피부세포 속으로 침투되지 않아 그 효과가 미미하다는 평가다. 멜라닌 색소가 자외선의 피해를 막아주는 효과가 있어 피부암의 발생과 노화를

---

9    tyrosinase, '페놀옥시다아제'라고도 하며 페놀기를 가진 타이로신이라는 아미노산을 산화하여 멜라닌 색소를 합성하는 일련의 반응 중 최초의 효소. 이 효소의 기능을 막아주면 멜라닌의 합성이 차단된다.

방지하는 역할에도 관여하는데 이 작용을 방해하는 미백제의 지나친 사용이 과연 옳은 것일까. 흰 피부가 고상하고 예쁘다며 선호하는 풍조는 대체 어디서 비롯된 것인지 모르겠다.

# 방귀는 몸에 나쁜가?

방귀, 좀 민망한 생리현상이다. 의지와 상관없이 나온 방귀에 무안을 당해본 경험이 없는 사람은 아마도 없을 것이다. 어려운 자리에서 주책없이 나오는 방귀, 어쩌다 배탈이라도 날라치면 참을 수 없는 방출에 황당하고 난감한 처지가 된다.

방귀는 왜 나오는 걸까. 방귀는 대장으로 내려간 소화되지 않은 음식이 미생물의 발효 혹은 부패에 의해 생긴 가스가 방출되는 자연스런 현상이다. 물론 음식과 함께 들어간 공기도 섞여 나온다. 대장에는 400여 종, 수조 마리의 미생물이 서식하며 그 종류와 분포에는 개인차가 심하다. 대장에서 음식물이 분해되는 걸 발효로 볼지 부패로 볼지는 명확하지가 않다. 연구가 덜 되어서가 아니다. 우리 몸에 필요한 어떤 비타민이 생성되고 소화되지 않은 것이 분해되어 영양성분의 생성이 동반되는 현상은 발효로 봐야 하고, 유해한 물질과 가스 등이 만들어지는 경우는 부패의 개념으로 해석할 수 있기 때문이다. 어느 쪽 반응이 많은가에 따라 신체에 미치는 영향도 달라질 수 있다. 그래서 장내 미생물의 종류와 분포가 대단히 중요하다는 것이다.

방귀의 성분은 질소, 이산화탄소, 수소, 메탄가스 외에도 냄새나는 암모니아, 황화수소 등 무수한 종류의 혼합이다. 이 가스들은 인체에 무해하거나 약간의 독성을 가지는 정도다. 약간의 독성이 있다 해서 인체에 나쁘게 작용하지는 않는다. 장벽에는 보호물질이 있어 직접적으로 닿는 것을 방지하기 때문이다. 방귀에 메탄가스의 함량이 높으면 불이 붙기도 하는데 오래전 모 TV프로그램에서 개그맨의 방귀에 불을 붙여 시청자에게 놀라움과 큰 웃음을 선사했다.

방귀에서 나는 지독한 냄새는 또 다른 가스다. 장내 미생물이 아미노산(주로 트립토판)을 분해하면서 나오는 물질인 인돌, 스카톨이 그 주성분이다.

방귀 냄새와 건강은 큰 관련이 없다는 것이 정설이지만 반드시 그렇지만은 않다. 방귀 성분 중에는 독성을 나타내는 물질이 있어 장에 영향을 미칠 수 있기 때문이다. 방귀 성분의 상당 부분은 혈액 속으로 흡수되어 문제를 일으킬 수도 있다. 갑자기 방귀 냄새가 지독하게 바뀌고 그 상태가 지속된다면 대장염 등의 질환을 의심해봐야 한다. 장에 이상이 생기고 유해세균이 많아지면 방귀의 횟수와 냄새가 달라질 수 있다.

방귀의 성분 중 약 70%는 입을 통해 들어간 공기이고, 20%는 혈액에 녹아 있던 가스, 10% 정도가 음식물이 장에서 분해되면서 나오는 가스이다. 방귀의 양과 냄새는 섭취한 음식물의 영향이 크고 장내세균의 종류와 분포에 따라서도 달라진다. 육류의 섭취가 많을수록 냄새는 더욱 고약하고 단백질과 지방이 탄수화물보다 냄새에 영향을 더 미친다. 빈도는 식이섬유 등 당류의 섭취가 많아질수록 잦아지는 경향이 있다.

방귀는 하루에 15~30번 정도 뀌는 게 정상이다. 잘못된 음식, 급한 식사 혹은 유당불내증인 사람이 우유를 많이 먹거나 하면 증가한다. 음식물을 꼭꼭 씹어 같이 삼키는 공기의 양을 줄이는 것, 위장으로 들어간 공기가 트림으로 나올 수 있도록 식후에 눕지 않는 것 등이 방귀를 줄이는 방법일 수 있다.

방귀를 억지로 참으면 유독가스 등에 의해 장의 리듬이 깨지면서 신체의 다른 장기에도 위협을 주게 된다. 가스의 많은 부분이 체내로 흡수되기도 하고, 일부는 장에 머물면서 연동운동을 방해해 옆구리 통증을 유발하기도 하며 위를 압박하기도 한다. 심지어는 심장에 영향을 미친다고도 알려져 있다. 진땀이 날 정도로, 얼굴이 노래지도록 방귀를 참는 것은 좋지 않다. 방귀는 제 주인의 사정을 봐가며 나오는 것이 아니다. 누구에게나 피치 못할 순간이 찾아올 수 있음을 명심하고 주변 사람이 실수로 방귀 좀 뀌었다고 너무 나무라지 말자. 언젠가는 그게 내가 될 수도 있다.

## 대변이식, 똥이 약이 되는 시대

장기이식은 들어봤어도 대변이식은 금시초문일 것이다. 바야흐로 '똥이 약이 되는 시대'가 도래했다. 장기이식은 내 몸속 망가진 장기를 타인의 것으로 교체하는 것을 말한다. 대변이식도 같은 논리다. 말 그대로 내 창자 속 대변을 빼내고 타인의 대변으로 교체하는 작업이다.

현재 신장이나 간 등의 이식은 이미 보편화된 의료기술이 됐다. 조금 오버하면 이제 머리만 남기고 목 밑 몸통 전체를 바꾸는 단계까지 발전하는 것도 시간문제다. 머리가 이상하면 몸통만 남기고 머리만 타인 것으로 교체하는 경우도 있을 수 있겠다. 이렇게 되면 어느 쪽이 내가 되는 건가. 몸통이 나인가, 머리가 나인가.

장기이식은 반드시 부작용을 동반한다. 면역에 의한 거부반응이다. 우리 몸은 자기와 비자기를 구분한다. 비자기를 적으로 알고 이를 물리치는 게 면역반응이다. 이때 그 표적이 되는 것이 보통 단백질(항원)이다. 타인의 장기에 존재하는 단백질은 일란성 쌍둥이를 제외하고는 내 것과 다르다. 이것도 사람에 따라 정도 차이가 있지만 가능한 한 내 것과 유사한 단백질로 구성된 장기를 이식하는 게 최선이다. 촌수가 가까울수록 유사할 가능성은 높다. 그래서 친인척 간 면역적합성을 따진 후에, 마땅한 사람이 없을 경우 타인 중에서 골라 이식한다. 면역적합성이 맞지 않는 경우도 이식이 불가능한 것은 아니다. 적합성이 낮으면 이식한 장기를 면역세포가 공격하여 망가뜨리기 때문에 면역 억제제를 투여하여 면역세포의 공격을 막아준다. 고용량 면역 억제제를 장기간 투여하면 병원균에 대한 면역력을 떨어뜨려 감염성질환에 취약하게 되는 문제는 있다.

대변이식은 보통 장염 등이 심각하여 항생제 등으로 치료가 어려울 때 행해진다. 또는 항생제의 장기복용 등으로 장내 유익균의 밀도가 낮아져 설사, 복통 등이 계속되어 치료가 어려울 때도 이 방법을 택한다.

그런데 누구의 어떤 대변을 어떻게 이식하면 좋을까? 당연히 건강한 제공자의 대변이다. 최근에 항생제를 복용한 적이 없는 건강한 가족이나 가까운 친지의 똥을 얻어, 간단하게 병원균이 없는지를 확인하고 멸균수에 잘 풀어 분산시킨다. 이를 걸러 찌꺼기는 제거하고 상등액(미생물 현탁액)을 내시경 등으로 대장의 상부에 뿌려주는 식으로 이식한다. 외국에서는 이미 일반화된 방법으로 건강한 대변을 보관하는 대변은행도 있다. 이른바 똥 덩어리를 사고파는 셈이다.

대변이식을 다이어트의 한 방법으로 이용하는 경우도 있다. 비만인과 마른 사람은 대장 속 미생물의 종류와 분포가 다르다고 한다. 대장속 미생물은 우리에게 필수성분인 어떤 종류의 비타민(비타민 B그룹의 일부)을 합성하여 제공하기도 하고, 비소화성 물질을 분해하여 영양성분의 섭취에도 기여하는 것으로 알려져 있다. 이로 인해 에너지의 과잉섭취가 일어나 비만의 원인이 된다는 것인데, 이런 비만인에게 마른 사람의 대변을 이식하면 체중이 줄어든다는 연구결과가 오래전에 있었다.

최근에는 아토피의 원인이 장내 특수미생물의 분포 때문이라는 연구가 발표되기도 했다. 장속 미생물의 종류가 개인의 건강에 많은 영향을 미친다는 사실이 밝혀지고 있어 앞으로도 다방면으로 연구가 진행될 것으로 기대된다.

## 우리 몸을 지키는 파수꾼, 면역의 비밀

면역은 '역병을 면한다'는 뜻이다. 즉, 우리 몸속에서 일어나는 질병을 막아주는 방어기전을 말한다. 질병 중에서도 특히 외부인자의 침입에 대한 방어현상을 뜻하는 단어이다. 우리 몸속에는 존재하지 않던 물질, 즉 외부의 침입 인자를 '항원'이라 하고, 이 항원을 제거하는 무기를 '항체'라 부른다.

면역을 담당하는 세포는 자기 것과 남의 것을 구별하여 적으로 인식하면 공격 대상으로 삼는다. 항원은 주로 병원성[10]미생물(세균, 바이러스 등)의 표면에 존재하는 단백질, 탄수화물, 지질 등이다. 이를 '표면항원'이라 하며 면역세포는 이들 항원에 대응하여 공격할 수 있는 각기 다른 항체단백질을 만들어낸다. 항원과 항체끼리는 서로 엄격한 결합성을 가지고 있어 서로 상응하는 해당 분자에만 결합하여 병원체를 무력화시키는 성질이 있다.

병원성미생물은 병을 일으키기 때문에 그냥은 예방을 위한 항원으로 사용할 수가 없다. 그래서 보통은 미생물을 변형(변이)시켜 병원성

---

10  病原性, 병을 일으키는 원인이 되는 성질.

을 제거하여 약독화시키거나 죽여서 투여한다. 즉 병원성을 없앤 바이러스나 세균을 동물의 면역체계에 미리 경험시켜 실제 상황에 대비케 하는 것이 바로 예방주사이고 백신이다. 우리가 보통 면역이 되었다고 (항체가 생겼다고) 하는 것은 경험해본 적이 있는 항원을 가진 병원균이 재차 침입했을 때 이를 효과적으로 퇴치할 수 있는 방어체계가 갖추어져 있다는 뜻이다. 즉 감염기능은 없으면서 항원성은 보유한 적군을 우리 몸에 미리 경험시켜 적을 격퇴할 수 있는 무기(항체)를 준비해두게 하는 유비무환의 상태가 바로 면역이라는 것이다.

백신(항원)을 만들 때에는 병원균 자체가 아니라 항원성이 높은 표면항원을 떼어내서 사용하기도 한다. 우리가 맞는 예방주사는 병원균을 죽여서 사용해도 되고, 병원균으로부터 항원성이 높은 항원을 분리하여 사용해도 된다는 뜻이다. 병원균을 죽여도 항원 자체는 없어지거나 항원성을 상실하지 않는다. 만약 죽인 병원균이라도 인체에 유해할 경우에는 항원성이 높은 항원을 따로 떼어내어 백신으로 사용하기도 한다. 여러 병원균의 항원을 동시에 투여하는 다가항원多價抗原도 있다. 이럴 때는 여러 균에 대해 항체가 생긴다.

면역에는 태어날 때부터 가지는 선천성이 있고, 살아가면서 얻어지는 후천성이 있다. 선천성 면역은 면역이라기보다도 병의 원인이 되는 요소를 물리적으로 차단하는 것으로 대식세포[11], 백혈구, 킬러세포 등이 균을 직접 잡아먹거나 죽이는 현상을 말한다.

후천성 면역은 세포성 면역과 체액성 면역으로 나누어 설명할 수

---

11 체내 모든 조직에 분포하여 면역을 담당하는 세포이다. 침입한 세균 등을 잡아서 소화하며, 그에 대항하는 면역정보를 림프구에 전달한다. 탐식세포라고도 한다.

있으나 어떤 부분에서는 서로 보완적인 관계에 있어 확연하게 구별하기는 힘들다. 세포성 면역은 흉선[12]의 T세포[13]가 병원균의 항원을 인지하여 세포를 직접 죽이거나 대식세포를 활성화시켜 감염세포를 제거하게 하는 경우이다. 체액성 면역은 B세포[14]라는 특수한 세포가 병원균 표면에 있는 항원을 인지하고 그 항원에 특이적으로 결합하는 항체를 생산하여 해당 병원균을 죽이는 방어기전이다. 이렇게 만들어진 항체는 모두 면역글로불린[15]이라 부르며 그 실체는 대부분 당단백질[16]이다.

건강한 사람은 예방주사를 맞지 않더라도 자기도 모르게 병원균에 감염되어 가끔 항체가 이미 만들어져 있는 경우도 있다. 간염이나 어떤 감기의 경우에 간혹 그렇다. 겨울이 다가오면 병원마다 '독감 예방접종'을 하라며 크게 써 붙여 놓고 노인들은 거의 필수로 독감 예방주사를 맞는다. 그런데 독감이나 감기 바이러스의 종류는 수없이 많다. 어떤 독감 바이러스에 감염될지도 모르는데 어떤 바이러스의 항원을 주사하자는 건지 의문이 생길 수 있다. 예방으로 맞은 바이러스가 그해 유행하지 않으면 별 효과가 없기 때문이다. 그래도 주사를 맞으라고 하는 이유는, 독감은 종류에 따라 유행 주기가 있기 때문에 "올해에는 이러이러한 독감이 유행할 것이다"라고 예측하고 몇 종류의 바이러스 항

---

12  복장뼈의 뒤쪽에 있는 내분비샘으로 신체 발육의 촉진과 성적 발육을 억제하는 호르몬을 분비한다.

13  흉선에서 유래하는 림프구로 면역에서의 기억능력을 가지며 B세포에 정보를 제공하여 항체 생성을 도울 뿐만 아니라 세포의 면역에 주된 역할을 한다.

14  골수 모세포로부터 유래한 림프구의 일종으로, 항원과 반응하여 체액성 면역에 관여하는 항체를 분비하는 형질세포가 된다.

15  인체 내에 침입한 병원체를 무력화시키는 혈액 내 항체 중 하나.

16  단백질에 탄수화물이 결합된 물질.

원을 동시에 면역시켜 대비하자는 것이다. 예상이 맞을 수도 있고 맞지 않을 수도 있지만 대개는 모든 독감 바이러스에 공통적인 항원이 있어 예방 효과가 전혀 없다고는 볼 수 없다.

면역력을 높인다는 음식이 차고 넘친다. 그런데 실제 면역을 높이는 특정 음식은 없다. 건강한 신체와 균형 잡힌 음식 섭취가 면역력을 높이는 가장 빠른 길이다. 건강하면 우리 몸이 스스로 외부의 침입에 대비하여 활발하게 작동한다.

면역력을 필요 이상으로 높이는 것도 바람직하지 않다. 면역력이 무턱대고 높아지는 것은 일종의 병적 현상일 뿐이다. 싸워야 할 적이 없는데 군사만 많으면 할 일이 없는 군사는 오히려 적보다 위험할 수 있다. 면역세포가 우리 몸에 침입한 병원체를 공격하는 것이 아니라 자신의 세포를 공격해 문제를 일으킬 수도 있기 때문이다. 이런 현상을 '자가면역'이라 한다.

자가면역 질환은 면역체계의 혼란에서 비롯된다. 홍반성낭창으로 알려진 루프스, 다발성경화증, 류머티즘, 대장의 크론병 등이 자가면역 질환이다. 흔한 알레르기, 아토피까지도 일종의 자가면역에 해당한다. 필요 이상으로 면역력이 높아지는 자가면역의 원인은 아직 밝혀져 있지 않다. 유전적 혹은 면역체계의 이상에서 발생하는 것으로 짐작할 뿐이다. 자가면역 연구의 역사는 40년여밖에 되지 않아 앞으로 밝혀야 할 과제로 남아 있다.

한때 백신(예방주사)에 대한 거부운동이 일부에서 글로벌하게 일어났었다. 몇 년 전 한국에서도 논란이 됐던 안아키(약 안 쓰고 아이 키우기) 운동이 그 아류다. 어느 한의사에 의해 제기된 것으로 아이들에게 약을 먹이거나 백신을 맞히는 대신 민간요법으로 치료하거나 자연치유를 바라는 엄마들의 모임이었다.

이런 백신의 거부운동도 그 실마리는 있다. 비교적 유명한 학술지 『란셋Lancet』에서 소아백신이 자폐증의 원인이라 했고 또 다른 학술지에 자궁경부암백신이 알츠하이머를 유발한다는 엉터리 논문이 게재돼 시발점이 됐다. 이후에 이 논문의 저자들이 스스로 연구가 엉터리임을 인정하고 논문을 철회했음에도 이런 괴담은 사라지지 않았다. 이와 같은 백신에 대한 불신 탓에 절멸을 선언했던 홍역이 세계 각지에서 창궐하고 있다는 보도다.

# 우유 마시면 설사하는 이유

우유를 마시면 속에서 꾸룩꾸룩 소리가 나고 심할 경우 설사를 동반하는 사람이 많다. 동양인에게 자주 나타나는 증상이다. 이는 우유에 들어있는 유당(젖당)$^{lactose}$ 때문이다.

동물의 젖에는 다른 곳에는 존재하지 않는 탄수화물인 유당이 들어 있다. 평범한 포도당 1개와 평범하지 않은 갈락토스 한 분자가 결합한 2당인 올리고당이다. 이 유당이 아기들에게는 괜찮은데 왜 어른들은 탈이 날까. 그 이유는 유당이 소화되지 않은 채 대장으로 내려가 균의 이상증식이 일어나고 가스와 산, 심지어 독소까지 생성돼 장이 자극받아 경련, 설사, 복부팽만을 일으키기 때문이다. 이런 증상을 '유당불내증'이라 하며 별로 병 같지도 않은데 병으로 취급한다. 이런 증상은 우유를 계속 먹지 않으면 보통 일회성 설사로 끝난다. 소량씩 먹어버릇하면 이런 증상이 사라지는 경우도 있다.

유당은 효소에 의해 포도당과 과당으로 분해된 후에야 소장에서 흡수되는데, 성인에게는 이런 효소가 퇴화돼 잘 소화되지 않는다. 그냥 장으로 내려가 탈을 낸다는 말이다.

아이가 아닌 어른에게 이런 증상이 나타나는 것은 약한 새끼를 보호하기 위한 결정적 진화의 방편으로 해석한다. 젖이 유일한 식량인 갓

난아이에게 젖먹이 때만 유당을 분해하는 효소를 만들고 나이 들면 이 효소의 생산스위치를 꺼버리는 조화가 이뤄졌다는 것이다. 만약 어미 젖을 젖먹이 말고도 누구나 먹을 수 있었다면, 먹을거리가 귀했던 절박한 시절에 형과 누나가 완력으로 이를 독차지했을 게 뻔하다. 그랬다면 심각한 생존의 문제, 종의 보존과도 관련이 되었을 것이라는 해석이다.

그런데 영국과 스칸디나비아 등의 유럽인과 여기서 이주한 미국인 대부분은 이런 유당불내증이 없다. 이들은 유당분해효소의 유전자 보유 비율이 90%를 상회한다. 반면 아시아인과 흑인의 경우는 거의 대부분이, 라틴계 아메리카인의 60~70%가 이런 유당불내증 환자라는 통계가 있다.

유럽인들에게 이런 증상이 거의 없는 것은 목축업이 그들에게 생활 터전으로 바뀌면서 오랜 시간 유당과의 빈번한 접촉이 있었기 때문이라는 분석이다. 유전자의 돌연변이라는 축복이 유럽인들에게 완전식품이라는 우유의 이용을 가능케 했고, 이런 능력이 체력과 경쟁력을 키워 세계를 지배케 한 원동력이 되었다는 그럴듯한 주장도 있다. 당연히 생물의 진화는 환경에의 적응이다. 새로운 유전자가 출현하고 필요 없는 유전자는 도태되는 게 자연의 섭리이기 때문이다. 모든 생물은 다 그렇게 진화해왔다고 보면 이런 설명이 가능할지도 모르겠다.

어쨌든 우리 민족에게 완전식품이라는 우유가 마음 놓고 먹을 수 있는 식품이 아닌 것은 분명하다. 유전자의 진화에 뒤처진 우리 민족이 겨우 유당 때문에 완전식품을 포기해야 하는 게 억울하기 짝이 없다. 그래도 간격을 두고 한두 잔씩 마시거나, 유당이 분해되거나 배제된 요구르트, 혹은 다른 유제품으로 우유를 대체할 수 있으니 그나마 다행이라고 할까.

그러나 치즈(우유단백질)나 버터(우유지방)의 경우는 가공 시 다른 유효성분이 웨이[17] 부분으로 배제되니 우유의 대체식품이라고는 볼 수 없는 측면도 있다. 전에는 설사를 막아준다면서 유당을 미리 효소로 분해한 락토우유가 나왔으나 요즘은 찾아보기 힘들다. 그 이유는 모르겠지만, 혹시나 우리도 진화과정 중에 있어 설사환자가 줄어들어 그런지도 모르겠다.

세간에는 우유에 대한 찬반양론이 팽배하다. 이제까지 우유가 완전식품으로 각광받아 왔으나 최근 일부에서는 그럴듯한 이유를 대고 먹어서는 안 되는 불량식품으로 매도하는 부류도 있다. 필자 입장에서는 그들 주장 대부분이 낭설에 가까운 궤변으로 보이지만.

---

17 whey, 치즈 제조 시 우유단백질인 카제인만을 침전시키고 남은 액을 말한다. 여기에는 카제인을 제외한 인체에 유익한 우유성분(탄수화물, 지방, 소량의 단백질, 비타민, 미네랄 등)이 그냥 녹아 있다. 보통은 폐기하나 이를 건조하여 분말형태로 만들기도 한다. 이것이 '웨이단백질'이라는 기능성 식품으로 유통되고 있다.

## 아미노산이란 무엇인가?

아미노산. 비타민만큼 자주 회자되는 용어다. 뭔가 몸에 좋은 것 같기는 한데 막상 설명해보라고 하면 정확하게 아는 경우가 드물다. 아미노산이란 무엇인가.

아미노산은 한 분자 안에 염기성인 아미노기($-NH_2$)와 산성을 나타내는 카복실기($-COOH$)를 동시에 가지는 화합물을 말한다. 자연계에는 그 숫자를 알지 못할 정도로 많은 종류가 존재하며 대개는 단독 혹은 몇 개가 펩타이드 형태로 결합해 있으면서 여러 생리기능을 담당한다. 그러나 이 중 단백질을 구성하는 아미노산은 20여 종류에 불과하다. 자연계에는 단독(free)으로는 존재하지 않고 서로 결합해 실 모양으로 길게 이어져 있다. 이 중 12종은 비필수아미노산이라 하며 우리 몸속에서 합성된다. 합성이 불가능한 8종은 필수아미노산이라 하며 음식으로 섭취해야 한다. 어린이에게는 8종이 아니라 9종을 필수아미노산으로 치기도 한다.

아미노산끼리는 펩타이드 결합이라는 비교적 단단한 고리모양으로 연결돼 있으며 이 연결순서와 조성에 따라 단백질의 종류가 달라진다. 즉 20종류의 아미노산이 불특정한 조합으로 수백~수천 개가 직선으로 연결돼 있으며 각 단백질은 보통 실같이 뻗어 있는 게 아니라 내부로 꼬이고 얽혀 각각 독특한 입체구조를 취하면서 그 단백질 고유의 기능을 발휘한다.

용액 속에 유리하여 녹아나온 아미노산은 이 단백질의 펩타이드 결합이 잘려져서 만들어진 것이다. 즉 소화효소 등에 의해 가수분해되어 단백질로부터 나온 것이다. 시중에서 어떤 식품에 필수아미노산이 많아 좋다는 얘기는 사실이 아니다. 아미노산은 식품 속에 단독으로 유리해 존재하지 않기 때문이다. 식품을 미생물효소로 잘라서 용출시키거나 산으로 강제로 가수분해 해주어야만 유리되어 나올 수가 있다. 간장, 된장의 맛을 내는 아미노산은 메주 속 미생물이 만들어낸 단백질분해효소에 의해 콩단백질로부터 분해, 녹아나온 것들이다.

음식으로 먹은 단백질은 소화효소의 작용에 의해 아미노산이 유리되어 나오며 이때 나오는 아미노산은 소장에서 흡수되어 우리 몸의 단백질 합성의 재료로 혹은 각종 기능성 물질의 전구체로 사용된다. 어떤 종류의 아미노산은 세포 간 신경전달물질로, 또는 혈당이 부족할 시에는 포도당으로 전환되어 필요한 곳에 공급되기도 한다.

과잉으로 공급된 아미노산은 에너지원으로 대사되어 열량을 내는 데 쓴다. 이때는 아미노산의 중요한 부분인 아미노기($NH_2$)가 필요 없게 되어 이를 제거하는 작업이 필요하다. 아미노기는 독성이 강하기 때문에 간의 요소회로[18]에서 무독한 요소로 바뀌어 오줌으로 배설된다. 아미노기가 떨어져 나간 탄소 골격은 포도당이나 지방산으로부터 나온 것과 차이가 없다. 그램(g)당 산출되는 에너지는 포도당(4.5kcal)과

---

18  urea cycle. 아미노산 대사 시 질소를 배설하는 경로. 아미노기를 무독한 요소의 형태로 배설.

같다.

동시에 아미노기를 제거하여 무독화시킬 때 많은 에너지 소모가 동반되므로 아미노산으로부터 에너지를 얻는 것은 가성비가 낮은 비효율적인 대사과정에 속한다. 이래도 더 이상 사용 용도가 없이 남아도는 아미노산은 지방의 형태로 전환돼 비상시를 대비하여 저장된다.

모 TV프로그램에서 수박껍질에 시트룰린L-citrulline이라는 아미노산이 많아 해독작용, 이뇨작용이 있어 많이 먹으면 좋다고 했다. 방송에서는 우리 몸속에서 중요한 역할을 하는 물질일 경우 많이 먹으면 먹을수록 몸에 좋다는 식으로 얘기하는 경향이 있다. 그러나 이는 사리에 맞지 않다. 시트룰린은 단백질의 구성 아미노산이 아닌 기능성 아미노산으로서 우리 몸에서 쉽게 합성되는 물질이다. 앞서 설명한 요소회로의 구성멤버로 필요하며, 이 회로에는 아르기닌, 오르니틴, 시트룰린이라는 특정 아미노산 등이 동시에 관여한다. 아르기닌은 단백질의 구성 아미노산이지만 다른 둘은 단백질에는 없는 특수 아미노산이다. 이들 특수 아미노산은 당연 필수아미노산이 아니다. 우리 몸속에서 만들어지는 것들이라 음식으로 공급해줄 필요가 없는 종류에 해당된다. 또 일회성이 아니라 반복 사용되기 때문에 쉽게 소모되지도 않는다.

단백질의 구성성분이 아니면서 어떤 기능성을 발휘하는 아미노산에는 그 종류가 수없이 많다고 앞에서 설명했다. 이들은 극히 몇 종류를 제외하고는 대개 체내에서 합성이 가능하기 때문에 음식이나 건강식품의 형태로 공급해줄 필요가 없다. 양적으로도 아주 미량이 필요하며 필요할 때 합성되고 필요 없어지면 분해되어 소멸한다.

아미노산이 우리 몸에 대단히 중요한 물질이긴 하나 아미노산을 공급해줄 수 있는 방법은 수액을 주사기로 넣거나 단백질을 먹어 소화과정을 거쳐 공급하는 수밖에 없다. 보통 필수아미노산의 비율이 높은 단백질을 질 좋은 단백질로 친다. 계란과 우유에 들어 있는 동물성 단백질이 질이 좋다. 식사 시 대개 여러 종류의 단백질을 동시에 먹기 때문에 한 종류에 부족한 부분이 있어도 서로 보완되어 필수아미노산의 부족 현상은 좀체 일어나지 않는다. 그러니 정상적인 소화기능이 있는 사람이라면 아미노산의 섭취를 위해 특정 음식을 먹을 필요가 없다. 필수아미노산이 많이 들어 있다고 광고하는 식품이나 건강보조제를 굳이 사먹지 않아도 되는 이유다.

# 염산이 소화를 돕는다고?

학창 시절 과학실에서 행했던 염산 실험은 그야말로 무시무시한 경험이었다. 절대 살에 닿으면 안 된다고 재차 강조하는 선생님과 염산에 닿자마자 녹아버리는 실험물들을 보며 한 방울이라도 튈까 봐 온 신경을 집중했던 그때의 경험. 종종 뉴스에서 염산 테러로 피부가 녹아내린 사람들의 안타까운 소식도 접할 수 있다. 우리에게 염산은 곧 공포다.

이 무시무시한 염산이 우리의 소화에는 필수물질이다. 위 속에서 분비되며 소화를 돕는, 없어서는 안 될 물질이 바로 염산이라서다.

음식을 먹으면 위산이 분비되고 위 내용물의 pH가 2 이하로까지 내려간다. 이때 비로소 단백질분해 소화효소인 펩신이 작용하고 위의 연동운동이 왕성해져 음식의 조직을 연하게 하고 소화가 시작된다. 동시에 염산이 음식물에 섞여 들어온 미생물(병원균)을 살균하여 발병의 원인을 제거한다. pH가 2 정도라면 대단히 강한 산성에 해당된다. pH 수치가 낮을수록 강한 산인데, 식초의 pH가 3 정도이니 이보다 10배나 더 강한 산이라고 할 수 있겠다. pH에서 1의 차이는 10배의 농도를 뜻한다.

입 안에 염증이 있는 사람이 식초를 먹으면 극심한 따가움을 느낀다. 이보다 훨씬 강한 염산이 만약 위의 흠집에 작용한다면 얼마나 따갑겠는가. 바로 위장의 속 쓰림이 이 염산 때문이다. 이때 위산중화제를 먹거나 음식을 먹어 위산을 중화하거나 희석하면 쓰린 증상이 일시적으로 완화된다. 위산중화제가 귀했을 때 빵 부풀리는 중조(소다)를 먹어 위산을 중화하기도 했다. 중조는 알칼리성을 띠기 때문이다. 이런 위염이 더욱 진행되면 위궤양으로 발전한다.

위벽에는 점액질이 분비돼 위를 항상 보호하고 있기 때문에 건강한 사람은 속 쓰림을 느끼지 않는다. 그런데 거친 음식이나 약물에 의해 흠집이 생겼거나, 스트레스나 잦은 알코올로 인해 염증이 생겼다면 속 쓰림이 시작된다. 이게 위염의 증상이다. 이렇게 되면 더욱 심각한 문제가 발생한다.

위 속의 pH가 산성이 되고 보호물질로부터 위벽이 노출되면 단백질분해효소인 펩신이 자기 살을 갉아먹기 시작한다. 효소가 음식으로 먹은 고기와 자기 살을 구별할 수 없기 때문이다. 위가 비면 쓰라림의 정도가 심해진다. 위벽이 심하게 파이면 구멍(위 천공)이 생기고 출혈이 심해져 생명이 위태로워진다.

염산 같은 독극물도 농도가 높으면 위험하나 낮은 농도에서는 무해하다. 우리가 빙초산이나 알코올을 먹을 수 있는 것도 같은 원리다. 몸에 해롭다는 물질은 그 양이나 농도에 의해 결정된다. 몸에 좋고 나쁜 음식이 따로 없다. 필수적인 영양성분도 과하면 몸에 나쁘다.

# 비만은 오로지 과식 탓일까?

비만의 원인은 무엇일까. 대부분의 사람들은 과식 때문이라고 생각한다. 비만을 예방하는 방법은 적게 먹고 많이 소모하는 것 외에 답이 없다고도 여긴다. 틀린 말은 아니지만 이 외에도 여러 요인이 있다.

살이 찌는 것이 섭취한 음식량의 문제만은 아니다. 고칼로리의 지속적 섭취가 비만의 가장 큰 원인이기는 하지만 이제까지 연구된 바로는 유전이나 대사적 요인, 내분비계 이상, 환경적 요인 등도 비만에 관여하는 것으로 알려져 있다.

우선 유전적 요인이다. 비만 유전자가 있다는 주장에 근거한 것인데 양쪽 부모가 비만일 경우 자식의 비만율은 70%, 한쪽 부모가 비만일 때는 40% 정도 비만이 나타난다는 통계다. 이는 후천적 질병에 의해서도 나타날 수 있다. 이미 비만 유전자가 발견됐다.

대사적 요인은 소화흡수의 관점에서 본 비만이다. 같은 음식, 같은 양을 먹어도 사람마다 소화 및 대사 효율이 각기 다르다. 소화 기능의 차이, 소화된 음식의 흡수 정도, 체내에서의 대사 효율이 사람마다 차이가 나기 때문에 음식의 칼로리 계산은 의미가 없어진다. 이는 유전적 요인도 관여하지만 본인의 건강관리나 생활습관에 따라 좌우되는 경향도 높다.

다음으로 내분비계 이상은 갑상선 기능 저하나 인슐린 과잉 등에서 오는 비만이다. 일종의 질병이다. 뇌 속 식욕중추의 조절기능, 즉 섭식, 포만중추에 이상이 생긴 경우다.

또 하나, 환경적 요인은 가장 비만에 기여도가 높다. 연령, 성별, 식생활, 성격, 운동 부족, 지역, 스트레스, 생활수준 등 여러 가지 요소가 작용한다. 젊을수록 비만에 더욱 신경 쓰는데, 자제력이 부족한 저연령층(사춘기 이전)에서는 비만이 더 심하고, 중년이 넘으면 운동 부족과 술, 주위 시선에 대한 둔감현상으로 체중이 느는 경우가 많다. 어릴 때 비만인 사람은 성인이 되어서도 비만이 되기 쉬운데 한번 생긴 지방세포가 없어지지 않기 때문이다. 비어 있던 곡간이 에너지의 과잉 공급이 일어나면 쉽게 채워진다.

성별로는 몸매와 주위의 시선에 더 민감한 여성의 비만율이 남성보다 낮다. 그러나 폐경기가 시작되는 50세 이후에는 여성이 더 높아진다. 비만을 혐오하는 사회현상이 문제가 되기도 한다. 젊은 층의 외모 지상주의 부작용이 그 예다. 정상체중인데도, 심지어 저체중임에도 본인은 과체중이라 여기면서 무리하게 다이어트를 하여 건강을 해치는 경우가 많다. 남성의 비만율은 36.3%로 여성의 28%보다 높게 나왔다. 이는 젊은 여성들이 무리할 정도로 다이어트를 하기 때문에 비만율이 낮게 나온 것이라는 분석이다.

식생활이 비만에 영향을 끼치는 것은 당연하다. 칼로리가 적은 채소 위주의 식습관이 비만율을 낮춘다. 육식을 좋아하거나 튀기거나 기름진 음식을 좋아하는 부류에 비만이 많다.

성격도 작용한다. 자제력이 없어 맛있는 음식만 보면 과식하는 경우다. 배고픔을 못 참아 단식이나 절식은 아예 엄두도 못 내고, 심지어

배가 고프지 않아도 주변 사람이 뭔가를 먹으면 굳이 같이 먹고는 먹고 나서 후회하는 부류다.

스트레스도 무시할 수 없다. 스트레스를 받으면 식욕이 왕성해져 폭식하는 사람들이 있다. 반대로 스트레스로 식욕이 떨어지는 부류도 있는데 둘 다 건강에는 좋지 않다.

운동 부족의 경우는 먹은 만큼 열량을 소모하지 않는 데서 오는 비만이다. 현대인은 음식을 얻기 위해 육체적으로 노력할 필요가 없다. 자동차, 엘리베이터 등 운송수단이 발달하여 동선이 짧아진 것도 원인이다.

과거와 정반대의 사회현상으로 가난할수록 비만율이 높다는 통계도 있다. 가난한 사람들이 뚱뚱해지는 것은 역설이지만, 가난할수록 칼로리 밀도가 높은 값싼 식품을 섭취하는 경향이 높다는 것이다. 체중 관리할 돈과 시간이 부족한 저소득층의 '가난한 비만'이 압도적으로 늘고 있다. 소득 격차가 그대로 비만율 차이로 이어지는 '건강 격차' 현상은 미국 등 선진국에서는 이미 오래전에 시작된 현상이다.

한 조사에서 강남 주민이 가장 슬림하고, 강원도 어느 지역의 비만 분포가 가장 높다는 통계가 나왔다. 이제는 잘살고 교육 수준이 높을수록 균형 잡힌 식사를 하고 자기관리를 잘한다는 의미로 분석되는 시점이다.

최근 가장 권위 있는 학술지 『네이처Nature』를 통해 대장에 서식하는 미생물의 종류와 분포가 비만에 일조한다는 사실이 새롭게 밝혀졌다. 건강과 비만에 있어 가장 뜨거운 주제다.

우리가 먹은 음식이 다 소화되지는 않는다. 소화 가능한 물질도 너무 많이 먹으면 소화가 덜된 채 대장으로 내려가 일부 미생물의 먹이가 되고, 또 소화 불가능한 물질도 미생물에 의해 분해되어 그들의 먹이로 이용된다. 그런데 이런 과정에서 분해되어 나오는 영양성분(포도당, 아미노산, 지방산)을 미생물이 채 먹기도 전에 장에서 일부 흡수하여 인간이 에너지원으로 사용한다는 것이다. 이런 사실은 과거에도 알려져 있었다. 장내 미생물에 의해 만들어진 영양성분(비타민 포함)이 인간이 필요한 하루 열량의 20~30% 정도 된다고 한다. 물론 개인차는 있다.

대장으로 내려간 음식물은 이제는 음식이 아니라 대변이라는 용어로 바뀐다. 대변 속에는 1g당 수백억~수천억이라는 어마어마한 미생물이 서식한다. 무려 대변의 1/3 정도를 미생물이 차지할 정도로 상상을 초월하는 숫자다. 전체 미생물을 합치면 1~2kg의 양이 우리 장 속에 있다는 계산이다. 이들 미생물에는 인체에 유익한 것, 유해한 것, 전혀 무관한 것 등 400~500여 종류가 서식하면서 음으로 양으로 인체에 영향을 준다. 이들 미생물의 종류는 사람마다 다르며 같은 사람이라도 연령, 건강 상태, 먹는 음식의 종류에 따라 달라진다.

그런데 문제는 장내 미생물의 분포에 따라 소화가 덜된 물질의 분해 정도가 다르다는 데 있다. 분해 능력이 좋은 미생물군이 많을 경우 영양성분의 흡수가 과도하게 일어나 에너지 공급이 많아진다. 즉 뚱뚱한 사람과 마른 사람의 장내에 어떤 미생물이 있느냐가 비만과 마른 몸으로 가른다는 것이다. 최근에 밝혀진 사실은 장내 서식균의 한 군집인 '퍼미쿠테스Fermicutes'와 '박테로이데테스Bacteroidetes'의 비율이 크게 영향을 미친다고 했다. 전자가 많으면 비만, 후자가 많으면 마른 몸이 된다는 주장이다. 마른 사람의 장내 미생물을 비만한 사람에게 주입하면 비만을 치료할 수 있다는 연구 보고도 있다. 이의 반대현상도 증명됐다. 장내 미생물의 중요성이 알려지면서 각국이 이런 미생물을 이용한

치료방법의 개발에 경쟁적이다.

과식이 비만의 유일한 원인은 아니지만 기본적으로 비만해지지 않기 위해서는 에너지의 인풋과 아웃풋을 잘 조절해야 한다. 하루에 쓰는 열량보다 적은 양을 먹는 것이 비만을 예방하는 가장 좋은 방법이다.

# 음주와 사회비용 그리고 건강

술은 효과가 약한 마약보다 더 치명적이다. 마약이란 '미량으로 강력한 진통과 마취작용이 나타나고 계속하면 습관성이 생기는 향정신성물질'로 정의한다. '미량'이라는 단어를 뺄 경우 술은 마약과 다를 게 없다.

술에는 긍정적인 측면과 부정적인 측면이 같이 있다. 기분이 울적할 때에 술을 마시면 정신이 고양되고 스트레스가 해소된다. 하지만 술만 먹으면 행동이 돌변하여 싸움을 하고 범법행위를 하는 사람도 있다. 한국 사람은 술에 대해서 특별히 관대한 국민성을 가져 술김에 했다 하면 용서되고 이해된다. 범죄의 형량까지도 참작된다니 이 얼마나 위험한 모순인가.

술이 건강을 해치고 사회비용도 만만찮은데 마약과 같이 향정신성물질로 분류하지 않는 게 이상하다. 주폭, 난동, 음주운전 등 술의 부작용이 심각한데도 금지하지 않는 이유는 인간의 역사와 더불어 오랜 기간 먹어왔기 때문인 것으로 짐작은 간다. 알코올이 만약 최근에 발견됐다면 그 치명적인 부작용 때문에 마약처럼 판매가 금지됐을 게 뻔하다.

생리학적인 측면에서 보면 술은 백해무익한 물질이다. 조금씩 마시면 건강에 좋다고 이야기하나 천만의 말씀이다. 혈액순환을 도와 심장병 예방 효과가 조금 있는 걸로는 되어 있지만 이익보다 해가 더 많다는 것은 상식이다.

술이 신체에 미치는 영향을 한번 살펴보자. 에탄올은 살균력이 대단히 강한 물질이다. 주사 맞을 때 주사 부위를 소독하는 것이 바로 70% 에탄올이다. 미생물을 죽이는 살균력이라면 사람 세포는 온전하겠는가? 알코올은 진정작용이 있다. 전신 마취제처럼 대뇌 피질을 마비시켜 억제성 조절작용(자제력)을 상실케 하고 신경세포의 정상적인 기능을 방해한다. 항이뇨호르몬의 작용을 방해하여 소변의 배출을 촉진, 탈수현상을 초래한다. 혈관을 확장, 체온의 손실을 동반하며 동사의 위험성을 증가시킨다. 저혈당을 초래하고 혈액을 산성화하며 지방의 합성을 촉진한다. 여성의 에스트로겐 호르몬의 수치를 높여 유방암의 발생을 촉진한다는 등의 생리적 부작용이 거론된다.

빈속에 먹는 술이 맛있다고 술꾼들은 이야기한다. 독한 술일수록 목구멍을 짜릿하게 하기 때문에 그 맛으로 먹는다는 사람도 있다. 식도와 위에 상처를 내는데도 말이다. 얼마나 용감하고 또 무식한가. 술을 많이 먹고 나면 다음 날 속이 쓰리다. 알코올로 위가 상했는데도 또 속 푼다고 해장술을 걸친다. 숙취로 비실거리는 것은 간과 뇌가 손상을 받아 제 기능을 발휘하지 못해서이다. 간과 뇌세포가 술에 의해 망가진 결과다.

술꾼들이 만약 알코올이 국제암연구소 지정 1군 발암물질이고 대사 중간물질인 아세트알데히드가 2군 발암물질이라는 걸 알게 된다면 조금 자제하려나 모르겠다. 하루 평균 50g(순수 알코올 량) 이하라도 알코올을 매일 섭취하는 사람은 그렇지 않은 사람보다 암에 걸릴 위험이 20%나 높다. 술이 대사되면서 나오는 아세트알데히드는 대장암 외에도 간암, 유방암을 유발한다.

얼굴이 붉어지는 사람은 아세트알데히드를 잘 분해하지 못하는 사람이다. 이런 사람의 대장암 발병 위험은 그렇지 않은 사람보다 6배나 높다. 유전적으로 아세트알데히드를 잘 분해하지 못하는 한국인은 16%가량으로, 서양인의 1~5%보다 훨씬 많다.

술에 강한 체질을 가진 사람은 선천적으로 이 효소의 양이 많다고 알려져 있다. 그래서 이런 체질은 유전성이라 하고 술꾼의 자식은 술꾼이 된다 하지 않던가. 서양인들이 위스키를 병째로 마시는 광경을 영화에서 자주 본다. 실제로 서양인이 동양인보다 이 효소의 활성이 강한 신체적 특성을 가지고 있다. 동양인이 받는 술의 위해가 더 심한데도 한국인의 술 소비량은 세계 최상위 수준이다.

음주는 조기사망률을 높이는 7대 원인으로 꼽힌다. 특히 15~49세 남녀의 경우는 각각 12.2%, 3.8%가 조기사망 요인이다. 50세 이상에서는 암 발생(18.9~27.1%)이 특히 음주와 관련이 깊었다.

이번 연구로 세계 음주 현황도 나왔다. 세계 인구 1/3(24억 명)이 술을 마시며 여성은 그중 25%(9억 명)였다. 가장 많이는 루마니아와 우크라이나가 매일 4잔 이상, 빈도에서는 덴마크와 노르웨이, 독일 등이 꼽혔다. 한국은 7위로 아시아권에서 유일하게 세계 10위 안에 들었다.

시중에는 숙취를 해소해준다는 헛개나무 등 음식이나 여러 유사과학이 넘쳐난다. '숙취'란 술에 몹시 취한 후 하루 이상 지속되는 특이한 불쾌감이나 작업능력 감소 상태를 말한다. 주로 오심, 두통, 갈증, 어지러움, 근육통 등의 증상이 뒤따른다. 참기 힘든 고통이 엄습하니 빨리 해소하길 원하는 심리를 이용하여 시중에는 효과가 의심스러운 다양한 종류의 숙취해소음료가 넘쳐나고 술꾼들은 이에 혹한다.

단언컨대 술을 빨리 깨게 하거나 술의 부작용을 없애주는 식품이나 약재는 없다. 최고의 숙취해소음료는 물이다. 혈액의 양을 늘려 빨리 신장에서 걸러내게 하는 방법 밖에는 없다는 말이다.

　동의보감에도 나오는 걸 보면 과거에도 숙취해소에 도움이 되는 약이나 음식을 찾기 위한 노력이 있었던 듯하다. 현대에도 다양한 연구가 지속되고 있으나 아직까지는 숙취해소에 도움이 된다고 증명된 물질은 발견되지 않았다. 유일한 방법은 술을 마시지 말거나 마시더라도 조금만 마시는 방법밖에는 없다. 괜한 선전에 속아 헛돈 버리지 말자.

# 매연은 발암물질인데, 연기 쏘인 훈연식품은 괜찮을까?

'훈연'이란 목재를 불완전연소시켜 나오는 연기를 쐬는 작업이다. 도축육이나 어육제품 등의 풍미를 향상하고 훈연 색을 부여함과 동시에 미생물의 번식, 즉 부패를 막기 위해 행한다. 그런데 연기 성분에는 200종 이상의 저분자 물질이 포함된다.

그중 훈연효과에 가장 중요한 물질로는 페놀류, 유기산류, 알코올류, 카보닐화합물 등이 있다. 이들 성분 중 페놀류, 알데히드 및 유기산 등이 항균성에 관여하고, 알데히드·케톤·페놀류 등이 향기나 풍미에 기여한다. 그런데 이런 연기 성분이 몸에 해롭지는 않을까?

먼저 훈연하는 방법에 대해 알아보자.

· **냉훈:** 보통 25℃ 이하의 온도에서 1~3주 정도 장기간 훈건하는 방법이다. 훈연실의 온도가 이보다 낮으면 건조 속도가 떨어지고 또 이보다 높으면 재료가 변패하기 쉽다. 저장성에 중점을 둔 훈제법이라는 이점이 있으나 시간이 오래 걸리는 결점이 있다.

· **온훈:** 30~80℃에서, 때로는 90℃ 정도로 온도를 올려서 3~8시간 정도 단시간에 훈건하는 방법이다. 주로 제품에 풍미를 부여할 목적으로 행한다. 자주 쓰이는 방법이나 저장성이 떨어져 보존 기

간이 짧다는 단점이 있다.

· **열훈:** 고온에서 단시간 훈연 처리를 하여 저장성보다 향미에 중점을 둔 방법이다. 짧은 시간 소금물에 담가 염지한 다음 풍건하여 50~90℃ 정도의 고온에서 3~8시간 훈건한다.

· **액훈:** 연기를 직접 피우는 훈연 공정이 번거로워 개발된 방법이다. 목재의 건류[19] 또는 숯가마의 연기 성분을 냉각하여 얻는 목초액을 목적에 따라 정제한 후 훈액용으로 사용한다. 훈연실이 필요하지 않아 간편하지만 제품의 풍미가 떨어지는 결점이 있다. 오일 질감의 액을 물에 타고 거기에 훈연 대상을 침지하는(담그는) 방식이다. 이 침지 과정도 번거롭다며 목초액을 대상 식품에 분무하거나 주삿바늘로 주입하여 짝퉁 훈제품을 만든 사례가 있어 비난의 대상이 되기도 했었다. 허가받은 액훈용액이 아니라 출처가 불분명한 목초액을 사용할 가능성이 있어 주의를 요한다.

목초액은 목재를 열분해하여 얻은 액체를 말한다. 숯가마처럼 공기의 유입을 차단한 상태에서 대량의 목재를 고온으로 태워 굴뚝으로 흘러나오는 연기를 냉각 액화시켰을 때 얻어지는 액이다. 여기에는 알지 못하는 각종 유해 화학물질이 농축되어 있을 수 있다. 아니 있는 게 정상이다. 시중에는 이 목초액이 질병을 치료하는 신비의 약물로 잘못 알려져 있기도 한데, 절대 먹어서는 안 되는 위험물질이다. 이런 액을 만약에 액훈용으로 사용한다면 큰 문제가 발생할 수도 있다. 시판용 목초

---

19 乾溜, 석탄이나 목재 따위의 고체 유기물을 공기가 통하지 않는 기구에 넣고 가열하여 휘발성 물질과 비휘발성 물질을 따로 분리하는 것.

액은 정제과정을 거쳐 유해물질을 제거했다고는 하나 그래도 필자는 권하고 싶지 않다.

숯불이나 연탄에 고기를 굽는 것도 일종의 훈연효과를 내기 위함인데 이는 보존성보다 훈연향의 발생을 목적으로 한다. 그런데 지나친 굽기는 인체에 유해한 성분이 생성될 가능성이 매우 높다. 고기 구울 때 탄 부분에 발암물질이 나온다며 그 부분만 잘라내고 먹는 사람들이 많은데 이 경우 유해 성분을 다소 낮출 수 있을 뿐이다.

훈제용 목재는 수지성분이 적은 활엽수가 보통 쓰인다. 활엽수 중에는 보통 재질이 단단한 참나무가 좋다. 침엽수는 인체에 유해한 타르성분의 발생량이 많아 부적합하다.

훈연은 상당한 숙련이 필요하며 개인에 따라서 제품의 보존성이나 향, 품질에 차이가 난다. 동시에 나무의 연기를 직접 쐬기 때문에 설비에 타르성의 물질이 쌓이고 때로는 훈연제품의 표면에 1군 발암물질인 그을음(숯검정) 입자가 축적될 수도 있다.

목재를 태울 때 나오는 연기에 인체에 해로운 물질이 있다는 것은 상식이다. 연소재의 종류와 태우는 방법에 따라 생성되는 성분이 다르긴 해도 주성분은 포름알데히드, 아세트알데히드, 아세톤, 메탄올, 페놀, 벤젠, 톨루엔, 벤조피렌 등 인체에 독성을 나타내는 유해물질이 수백 종류나 된다. 기술적인 연소방법에 따라서는 그 발생량을 최소화할 수 있지만, 이런 물질의 양이 적으면 훈연이 덜되어 오히려 식품의 보존 효과 자체가 감소한다는 게 아이러니다.

훈연제품에 대한 안전성 논란은 끊이질 않는다. 극단적인 유해론자는 암 발생의 원흉으로 취급하며 먹어서는 안 될 식품으로 매도한다. 가끔 시중 훈연제품에 벤조피렌 등 강력한 발암성 물질이 검출되어 문제가 되기도 했다. 심지어 우리가 자주 먹는 훈연 햄과 소시지는 국제 암연구소가 지정한 1군 발암물질에 속한다.

시중에 정식 유통되는 훈연제품은 이런 성분들이 법적 기준치 이하인 것이 원칙이다. 그러나 영세업자나 개인이 만들어내는 훈연제품에는 이런 법적 영향력이 미치지 않는 경우가 있어 간혹 문제가 되는 제품이 발견되기도 한다.

어쨌거나 훈연법은 식품의 보존을 위해 합법적으로 채택되고 있는 방법이다. 다만 보존성과는 관계없이 단순히 기호성을 증진하기 위해 식품을 훈연하는 것은 득보다 실이 많을 것이라는 판단이다. 따라서 보존이건 풍미건 이들 제품을 권장하고 싶지는 않다. 유해성분이 기준치 이하라서 문제가 없다지만 그래도 찜찜함은 지울 수가 없기 때문이다.

# 빵이 부푸는 이유

대개 빵은 그 형태가 부풀어져 있다. 그래서 씹을 때 부드럽고 보기에도 먹음직스럽다. 빵을 부풀게 하는 데는 3가지 방법이 있다. 효모인 이스트를 넣는 방법, 베이킹파우더(베이킹소다)라는 중조(중탄산소다)를 넣는 방법, 계란 흰자에 공기 기포를 불어넣고 밀가루와 섞는 방법이다. 이들의 신비한 과학을 들여다보자.

효모는 공기(산소)가 있으나 없으나 자라는 통성혐기성균이다. 물론 공기가 있을 때 훨씬 더 잘 자란다. 이스트라고도 하며 술 만들 때 사용하는 바로 그 미생물이다. 이 미생물은 공기가 없는 상태에서 키우면 이산화탄소(탄산가스)가 발생하고 에탄올(술)을 만드는 성질이 있다. 반대로 공기를 접촉시키면 술도 만들어지지 않고 탄산가스도 발생하지 않으며 이스트의 생육만 왕성해진다.

밀가루 반죽에 이스트를 넣으면 그 속에서 알코올 발효가 일어난다. 이때 발생하는 탄산가스가 반죽 속에 갇혀 부풀어진다. 탄산가스를 잘 가두어두려면 반죽이 차져야 하는데 그 역할을 하는 것이 바로 밀가루 단백질인 글루텐이다. 쌀가루나 보리 가루 등 다른 곡물은 글루텐이 없거나 적어 잘 부풀지 않는다. 그래서 빵은 보통 밀가루로 만든다. 한때 글루텐이 몸에 나쁘다는 낭설 때문에 글루텐이 없는(free) 빵이 유행하기도 했다.

밀가루 반죽이 부풀 때 탄산가스의 기포가 골고루 분포하지 않고 크게 공 모양으로 부푸는 경우가 많다. 이때 반죽을 잘 치대어 기포를 잘게 분산시켜야 질 좋고 식감 좋은 빵을 만들 수 있다.

시중에는 술빵이라는 것이 있다. 빵을 부풀릴 때 이스트 대신 막걸리를 넣어 만든 것인데 건강에 좋다고 선전하지만 별로 그럴 것 같지는 않다. 막걸리 속의 살아 있는 이스트가 그 역할을 대신하는 것에 불과하기 때문이다.

다음으로 베이킹파우더(중조)가 있다. 화학약품을 사용하여 탄산가스를 발생시키는 방법이다. 화학약품이라 해도 인체에 나쁘진 않다. 중조가 열을 받으면 분해되어 탄산가스가 발생한다. 이 탄산가스가 밀가루 반죽 속에 갇혀 기포를 만든다. 반죽으로 있을 때는 부풀지 않지만 찌거나 구울 때 열에 의해 분해되어 부풀게 하는 원리이다. 빵의 질이 조금 떨어지는 경향이 있어 요즘 시대에는 선호되지 않는 방법이다.

마지막으로 자주는 사용하지 않지만 계란 흰자를 사용하는 방법이 있다. 카스텔라 같은 특수한 빵의 제조에 많이 쓴다. 계란 흰자는 단백질 함량이 대단히 높다. 이 단백질 용액의 강한 기포 포집성을 이용한다. 계란 흰자만 따로 분리하여 강하게 저어주면 전부 거품으로 변하는데 이때 공기 기포를 밀가루 반죽 속에 가두어 빵을 부풀게 하는 원리다. 기포가 아주 미세하여 부드럽고 식감이 좋다. 이 방법은 기포가 잘 깨어지기 때문에 여러 형태의 빵을 만들 수 없는 결점이 있어 자주 사용되는 방법은 아니다. 노른자를 분리하는 이유는 난황에 지방이 많아 거품의 형성을 방해하기 때문이다. 지방은 거품을 제거하는 기능이 강하다.

시중에는 천연효모를 사용·했다거나 자연발효시켰다고 선전하면서 빵을 좀 더 비싼 값에 파는 경우가 많다. 다 말장난에 불과하다. 효모는 다 천연이다. 자연발효란 효모를 따로 첨가하지 않고 재료에 묻어 들어간 효모로 부풀리는 것인데 이때는 효모 수가 적어 시간이 오래 걸리고 자칫 상하기 쉬워 주의를 요한다. 어쨌거나 이렇게 빵을 만든다고 해서 영양학적인 면이나 맛에서 크게 달라지는 것은 없다.

# 식혜, 물엿, 엿은 한 몸

식혜는 한국의 대표 식품 중 하나다. 요즘 사람들이 식후에 커피를 마시듯 예전에는 식혜를 후식 음료로 마셨다. 맛이 달달해 한국을 찾은 외국인들도 좋아한다고 한다.

경상도 지방에서는 식혜를 단술이라 한다. 이를 한자어로 하면 감주인데, 일본의 감주가 우리의 식혜와 비슷한 면이 있으나 만드는 과정이 다르다. 감주는 엿기름이 아니라 쌀누룩을 밥에다 넣고 삭히는 과정을 거쳐 단맛을 낸 식품이다. 그리고 보면 식혜는 한국에만 있는 고유 식품이 아닌가 싶다. 얼마 전 식혜를 처음 본 외국인이 삭아서 둥둥 뜨는 밥풀을 보고 구더기 같다고 표현해 우리를 비하한다고 논란이 일기도 했었다.

식혜는 고두밥에 엿기름을 우려낸 액을 붓고 보온하여 만든다. 만드는 방법이 복잡하지는 않지만 시간이 오래 걸려 일반 가정에서는 명절이나 잔칫날에나 만들어 먹는다.

식혜의 핵심재료인 엿기름은 보리를 싹 틔운 것을 말한다. 보리알의 성분은 대부분이 전분(녹말)이고 표피 부근과 싹이 나오는 눈 부분에는 소량의 단백질, 지방, 비타민 등이 들어 있다.

보리가 싹이 트려면 그 속에 있는 전분이 우선 분해되는 과정을 거처야 한다. 분해되어 나오는 포도당이 식물의 뿌리가 되고 싹이 되며 또 에너지원으로 되기 때문이다. 전분은 포도당이 수천 개 혹은 수만 개가 고리모양으로 연결된 고분자물질이다. 전분을 포도당으로 잘라주려면 효소가 필요한데 이 효소가 바로 우리의 침이나 췌장에서 나오는 소화효소인 아밀라아제이다.

보리, 쌀 등을 비롯한 전분질 씨앗은 싹이 틀 때를 대비해 그 속에 이미 아밀라아제가 준비되어 있다. 그런데 필요할 때만 쓰라고 보통 때는 활동하지 못하도록 자물쇠로 잠겨 있고, 싹이 틀 환경이 되면 자물쇠가 풀려 효소가 활성화된다. 적당한 수분과 온도가 싹틀 환경에 해당한다. 그래서 보리를 물에 담갔다가 따뜻한 데 두면 싹이 트기 시작한다. 싹이 0.5cm 정도 나오면 효소는 전부 활성화됐다고 보면 된다. 그냥 더 놔두면 전분 양만 줄어들고 좋을 건 없다. 결국은 그 전분도 우리가 이용해야 할 영양원이기 때문이다.

이 정도에도 전분의 양이 제법 감소해 보리가 조금 쭈글쭈글해져 있다. 일단 효소의 활성화가 끝나면 철저하게 건조하여 효소가 작용하지 못하게 한다. 이렇게 건조된 것을 엿기름, 질금 혹은 맥아라 부른다. 엿기름을 갈아서 물에 담그면 활성화된 효소는 물에 녹아 나오게 된다.

이 효소액을 전분에 작용시키면 효소에 의해 당화되어 단맛이 나온다. 엿기름의 아밀라아제는 다른 종류와 달리 열에 견디는 성질(내열성)이 강해 섭씨 70℃ 정도가 돼도 기능을 상실하지 않는다. 효소반응은 온도가 높으면 높을수록 빨라지기 때문에 내열성이 강할수록 유리하다. 전분분해효소인 아밀라아제는 종류가 많아 전분을 분해할 때 그 분해 특성은 각기 다르다. 엿기름 효소로는 포도당은 거의 나오지 않고 포도당 2개가 결합한 맥아당과 길고 짧은 여러 종류의 올리고당이 나온다. 맥아당은 엿기름(맥아)의 작용으로 나온 당이라 해서 붙여진 이름이다.

식혜를 만들고 난 다음에 한 번 끓이면 엿기름의 독특한 비린내가 없어진다. 이렇게 만든 식혜는 아직까지는 별로 달지가 않다. 단맛을 내는 맥아당 함량이 높지 않고 달지 않은 올리고당(덱스트린)이 주류를 이루기 때문이다. 그래서 설탕을 넣어 단맛을 조정하여 먹는다. 설탕을 넣지 않는 식혜는 없다. 시판 식혜는 분해된 밥풀만 몇 개 들어 있지, 거의 설탕물이라고 보면 된다. 식혜의 독특한 맛은 엿기름에서 나온 것이다.

물엿은 설탕을 넣기 전의 식혜에서 밥풀을 걸러낸 후 솥에 넣고 끓여 수분을 증발시켜 찐득하게 만든 식품이다. 옛날에는 이것을 꿀이라고도 하고 조청이라고도 했다. 벌꿀만큼 달지는 않지만 아주 맛있다. 요즘은 음식에 넣는 식재료로 사용한다. 음식에 은근한 단맛을 내고 식품의 물성을 좋게 한다. 또 멸치나 오징어 등을 볶을 때 넣어주면 그 점성에 의해 양념이 음식에 잘 달라붙게 하여 맛도 좋아진다. 시중에 많이 나오는 상업용 물엿은 좋지 않고 단술로 만든 조청은 몸에 좋다는 오해가 있으나 이는 사실이 아니다. 포함된 당류(올리고당 등)의 조성이 조금 다를 뿐이다.

물엿을 다시 끓여 수분을 더 증발시킨 것이 엿이다. 이것을 갱엿(강엿)이라 하는데, 굳기 전에 중국집에서 수타로 면을 뽑듯 늘렸다가 합쳤다가를 반복하면 기포가 엿 속에 들어가 갈색이던 갱엿이 희게 보인다. 우리 선조들의 마법 같은 솜씨가 조금은 느껴지는가. 학문적 배경이 아닌 경험으로 터득한 조상들의 지혜가 참으로 감탄스럽다.

간혹 식당에서 후식으로 식혜를 주는 경우가 있다. 모두 소화에 도움을 주는 것으로 알고 있으나 사실이 아니다. 먹은 음식의 소화하고는 아무런 관계가 없다. 식혜를 끓이기 전에는 아밀라아제라는 전분분해 효소가 살아 있어 밥 속 전분을 분해하는 데 다소 도움을 줄 수는 있겠다. 그런데 모든 식혜는 만들고 나서 끓여주는 작업을 한다. 엿기름 비린내를 없애기 위해서다. 이렇게 하면 모든 효소는 기능이 사라진다. 식혜는 사실 설탕물에 가까워 당뇨나 비만인은 피해야 할 음식이다. 식혜의 용액 부분은 쌀 속의 전분이 분해되어 맥아당과 올리고당(덱스트린)이 많이 들어 있어 쉽게 소화된다. 단, 삭고 남은 밥풀 부분은 소화되지 않는 섬유 성분이 대부분이다. 이도 식이섬유라 하면서 좋아하는 부류도 있다. 같이 먹어주면 다소 도움이 될 것 같기는 하다.

# 술은 어떻게 만들어지나?

술은 인류의 역사와 함께한다. 경험에서 만들어진 것이지만 여기에는 오묘한 과학이 숨어 있다. 그 속을 들여다보자.

우리가 먹는 술, 즉 에탄올은 미생물만이 만든다. 물론 인간이 화학적으로 합성하여 만들기도 하지만 그것은 공업용·실험용에만 쓰인다. 술은 알코올 발효라는 공정으로 누구나 손쉽게 웬만하면 만들 수 있다. 그러나 전문가나 장인도 술이 만들어지는 공정에는 익숙하지만 그 이론적 배경에 대해서는 다소 어두운 면이 있다.

일단 술 만드는 공정을 살펴보자. 에탄올을 만드는 미생물에는 여러 종류가 있지만 대부분은 만들어주는 양이 많지 않다. 그 이유는 에탄올이 살균력이 강해 농도가 높아지면 미생물이 스스로 만든 알코올에 의해 생육이 저지되고 더 이상의 발효가 진행되지 않기 때문이다. 따라서 가장 잘된 발효의 경우라도 알코올 농도 20%를 넘지 못한다. 알코올 발효 미생물 중 가장 에탄올에 내성이 강한 종류가 앞서 빵을 부풀릴 때 사용한다던 효모인 이스트이다.

효모는 포도당, 과당, 설탕 등 간단한 당으로만 에탄올을 만든다. 우리가 주식으로 하는 곡류나 서류(뿌리전분) 등 녹말로부터는 직접 발효가 불가능하다. 전분분해효소인 아밀라아제가 효모에는 없기 때문이다. 그래서 이 녹말로부터 별도로 포도당을 만들어내는 공정이 추가로 필요한데, 이게 바로 누룩이다. 누룩은 밀기울 등에 누룩곰팡이를 번식시켜 만든다. 누룩에 미생물을 키우면 그 속 전분을 분해하여 먹이로 사용하기 위해 많은 아밀라아제를 분비한다. 이를 고두밥 속 전분 분해에 사용하고 나오는 포도당을 효모의 먹이로 제공하여 술을 만드는 원료로 사용케 하는 것이다.

술은 효모가 포도당을 대사하는 해당과정에서 만들어진다. 해당과정은 모든 생물에 공통인데 이 과정의 마지막 산물로부터 술을 만드는 능력은 효모 등 미생물에만 있다. 인간 등 모든 호기성생물은 포도당을 완전 분해하여 물과 이산화탄소로 만들어준다. 포도당의 분해과정이 모든 생물에 공통이라는 것이 지구상 생명체가 하나의 세포로부터 출발했다는 진화론을 뒷받침하는 가설이 되기도 했다.

알코올 발효는 산소가 없는 혐기적 상태에서만 일어난다. 발효과정 중 술독에 공기가 들어가면 술은 만들어지지 않고 효모의 생육만 왕성해지거나 혹은 공기를 좋아하는 초산균이 번식하여 기껏 만들어 놓은 술이 식초로 변해버리게 된다.

그런데 효모가 알코올 발효하면서 자랄 때는 포도당에 들어 있는 대부분의 에너지가 그냥 에탄올에 남은 채로 있다. 효모 입장에서는 포도당이 에탄올로 전환되면서 아주 소량 방출되는 에너지만을 이용하여 겨우겨우 살아가는 셈이다.

그래서 술은 고에너지 화합물이다. 우리가 마시면 알코올이 대사되어 많은 에너지를 내놓는다. 술을 많이 먹으면 살이 찌는 까닭이다. 알코올 발효 과정에서 포도당으로부터 얻어지는 술은 발효의 조건, 숙련도에 따라 다소 다르긴 해도 보통 그 수율이 40~45%를 넘기기가 힘들다. 즉 포도당 100g에서 40~45g 정도의 술이 얻어진다는 계산이다. 그래서 곡물로 술을 만들어 먹는 것은 에너지 측면에서는 손해다. 포도당 속 열량의 일부를 미생물이 먹어치우기 때문이다. 옛적 식량이 귀했던 시절에는 술 담그는 것이 사치의 일종으로 살림깨나 있는 가정에서나 가능했다. 술은 기호식품이고 향정신성 물질이라 에너지의 효율로만 따질 수 없는 면이 있어 밥은 굶어도 술은 먹어야 하는 부류도 있었다.

술의 종류는 무수히 많다. 곡류의 재료에 따라, 누룩의 종류와 제조 방법에 따라 수백 종류의 전통주가 만들어진다. 현재 국내에서 만들어지면서 이름을 달리하는 술이 200~300종류라고 한다. 이렇게 만든 술을 그냥 체에 거르면 막걸리가 되고 위의 맑은 부분만 채취하면 청주가 된다. 증류하여 농축하면 주정이 되고 이에 물을 타면 희석주(일반소주)가 된다. 소줏고리로 증류하면 전통소주가 된다. 재료로 하는 곡물의 종류에 따라 맛과 향이 달라진다. 수수로 만든 술을 증류한 것이 중국의 고량주다.

맥주는 보리전분을 누룩이 아닌 엿기름 아밀라아제로 당화하여 만든 술이다. 쓴맛은 홉이라는 식물의 꽃에서 나온다. 맥주 종류가 많은 것은 발효 효모를 달리하거나 엿기름의 볶는 정도를 다르게 해 색깔과 향미에 차별화를 뒀기 때문이다. 이를 증류하여 알코올 도수를 40% 정도로 맞추고 불로 그을린 오크통에 넣어 숙성하면 위스키가 된다.

포도주는 포도에 전분이 들어 있지 않고 포도당 등 단순당만 있기 때문에 당화용 누룩이 필요 없다. 그래서 으깬 액에 효모를 직접 넣어 발효한다. 대부분의 포도는 당도가 높지 않아 보존성 있는 알코올 농도를 맞추기 위해서는 보통 설탕을 넣어줘야 한다. 이렇게 만든 포도주의 알코올 농도는 대개 13~15% 전후이다. 이를 증류하여 40% 정도의 알코올 농도로 조정한 후 그을린 오크통에 숙성시키면 브랜디가 된다. 발효주보다 이런 증류주가 불순물이 없어 술 먹은 뒤 숙취가 없다는 의견이 많다.

술은 농도가 10% 이상이 되지 않으면 보존성이 없다. 10% 이하의 술은 반드시 살균과정이 필요하다. 막걸리가 보존성이 없는 것은 6~8% 정도로 알코올 농도가 낮고 살균하지 않았기 때문이다. 생맥주도 마찬가지, 살균과정을 거치지 않아 보존성이 없다. 10% 이상의 술이 썩지 않는 이유는 알코올의 살균력 때문이다. 70% 알코올을 소독제로 사용하는 이유이기도 하다. 이런 살균력 때문에 앞서 말했듯 알코올 발효는 최대 농도가 20%를 넘지 못한다. 이스트가 스스로 만든 알코올에 견디지 못하고 생육이 멈춰버리기 때문이다.

요즘은 가정에서도 쉽게 수제맥주, 수제막걸리를 만들 수 있고 이를 상품화하기도 한다. 술에 대한 접근성이 점점 용이해지는 만큼 그에 따른 부작용에 대해서도 주의를 기울여야 할 것이다.

# 콩의 미학–
## 두부, 간장, 된장, 청국장

콩의 원산지가 만주를 포함한 옛 우리 영토라는 걸 아시는지 모르겠다. 콩에는 팥, 녹두, 돈비, 완두콩 등 여러 가지가 있지만 지금 이야기하고자 하는 것은 우리가 흔히 볼 수 있는 누런색을 띤 대두이다.

원산지답게 우리처럼 콩을 잘 이용하는 나라도 드물다. 그 종류도 콩나물, 두부, 청국장, 된장, 간장, 콩고기, 콩자반 등 얼마나 많은가. 콩은 밭에서 나는 소고기라 했다. 소고기만큼 영양가가 풍부하고 단백질의 함량이 높다는 의미다. 콩이 농산물 중 단백질 함량이 가장 높고 지방과 탄수화물도 많다. 지방 함량이 높아 기름(식용유)이 나올 정도다. 경험으로 터득한 우리 조상의 지혜가 얼마나 뛰어난지 알아보자.

### 두부

두부는 우리와 더불어 일본과 중국에서 주로 먹는다. 참으로 기발한 식품이기는 하지만 칭송이 좀 과한 것도 사실이다.

소화율이 낮은 콩 단백질을 소화가 잘되고 맛있게 만든 제품이 바로 두부이다. 콩 속에 들어 있는 단백질은 물에 잘 녹는 성질이 있다. 특히 뜨거운 물에는 더욱 잘 녹는다. 물에 녹인 콩 단백질을 응고제로 침전시키면 두부가 된다. 좀 더 자세하게 알아보자.

먼저 콩이 잘 갈리도록 물에 충분히 불린다. 그런 뒤, 맷돌로 갈아 단백질을 물에 녹여내고, 더 많은 단백질이 녹아 나오도록 한 번 끓여준다. 이 상태에서 광목이나 거즈 등으로 거른 순백색의 액체를 '두유'라 하며 여기에 여러 가지 첨가물을 넣어 맛과 보존성을 좋게 해서 상품으로 판다. 액체를 거르고 남은 찌꺼기는 '비지'라고 하며 그냥 버리거나 찌개에 넣어 먹거나 동물에게 준다. 두부 요리를 전문으로 하는 식당에서는 비지를 방문객들에게 공짜로 주기도 한다. '싼 게 비지떡'이라는 말이 있지만, 비지에는 많은 영양성분이 남아 있어 그냥 버리기에는 아까운 면이 있다. 비지는 콩 속의 맛있는 성분이 두유에 녹아 나왔기 때문에 그 자체로는 별로 맛이 없다. 그래서 우리 조상들은 비지를 맛있게 해먹는 방법을 알아냈다.

대표적으로는 미생물로 발효시키는 방법이다. 비지를 온돌방 아랫목 따뜻한 곳에서 띄우면 미생물이 번식해 비지에 남아 있는 콩 단백질을 가수분해해 아미노산과 같은 맛있는 영양성분으로 만들어준다. 이때 비지 위에 볏짚을 몇 토막 올려주면 더욱 좋다. 청국장처럼 고초균을 심어주는 작업이다. 이 미생물의 단백질분해효소에 의해 콩 단백질 속 아미노산이 유리된다. 아미노산이 많을수록 맛은 좋아진다. 띄운 비지는 두부 이상으로 맛이 있다. 돼지고기, 콩나물, 김치, 고춧가루 등을 넣고 끓이면 그럴싸한 맛을 낸다.

가용성 부분, 즉 두유에 간수를 부어 단백질을 응고시키면 두부가 된다. 습기가 찬 소금 가마니에서 저절로 녹아 떨어지는 물방울이 간수이다. 간수에는 소금도 많이 섞여 있지만 여러 가지 물질이 혼존한다. 콩 단백질을 응고시키는 물질은 간수에 포함된 염화마그네슘($MgCl_2$)과 황산마그네슘($MgSO_4$) 등이며 이들은 소금을 만들 때 바닷물에서 함께 묻어나온 것들이다.

간수는 쓴맛이 있어 모두부를 물에 담가 이를 빼내는 작업을 해주기도 한다. 두유를 응고시킬 때 간수를 쓰지 않고 바닷물을 사용해도 된다. 다만 바닷물에는 이들 간수 성분의 농도가 높지 않아 양을 많이 넣을 필요가 있다.

이렇게 응고된 상태로 그냥 먹으면 순두부가 된다. 틀에 넣어 수분을 제거한 다음 모두부로 만든 게 시중의 두부다. 이때 흘러나온 액체를 '순물'이라 한다. 이 순물은 간혹 가축에게 먹이기도 하나 대부분 그냥 버린다. 이 순물 속에는 물에 녹을 수 있는 콩의 주요 가용성분이 대부분 포함된다. 비타민, 미네랄, 각종 기능성 물질이 고스란히 이 속에 옮겨온다. 그래서 두부는 콩 단백질을 효율적으로 회수한 식품이긴 하나 영양학적 측면에서는 한쪽으로 치우친 식품이라고 할 수 있다. 따라서 두유째 마시는 것이 영양학적 측면에서는 훨씬 우수하다. 한때 이 순물로부터 항산화물질이라는 이소플라본 등 유용한 기능성 물질을 분리하여 이용하자는 움직임도 있었으나 수지타산이 맞지 않아 산업화는 무산됐다.

두부에도 경두부, 연두부, 찌개두부 등 종류가 많다. 이런 경도(딱딱함)의 차이는 어디서 오는 걸까. 두부 공장에서는 단백질 응고제로 일일이 간수를 사용하지 않고 시약상에서 구매한 화학약품을 쓴다. 화학약품이라 해서 나쁜 것은 아니다. 얼마나 불순물이 많은가 하는 순도의 문제다.

사용하는 응고제의 종류나 응고 온도에 따라 두부의 물성이 다소 달라진다. 간수 성분 외에 황산칼슘($CaSO_4$), 염화칼슘($CaCl_2$) 및 산$^{酸}$을 사용하기도 하는데, 이들 응고제와 산을 적당히 조합하여 쓰면 용도에 따른 여러 물성의 두부를 만들 수 있다.

시골에서 촌부가 만든, 혹은 자가제 두부를 먹어보면 정말 고소하고 맛있다. 먹어본 사람이라면 잘 알 것이다. 마트에서 파는 두부는 상대적으로 밍밍하고 맛이 덜한 경우가 많다. 간혹 두부를 '온 콩'으로 만들지 않고 대두박으로 만드는 경우도 있기 때문인데, 기름을 짜고 남은 (지방이 거의 없는) 부분인 대두박에는 단백질이 고스란히 남아 있어 두부를 만드는 데는 아무런 지장이 없다.

두부에는 콩에서 유래된 이소플라본이라고 하는 여성호르몬(에스트로겐)과 구조 유사물질이 들어 있어 갱년기 장애에 좋다고 이야기한다. 두부 칭송의 빌미를 제공한 물질이다. 콩은 유방암, 전립선암 등 호르몬 관련 암의 발생을 억제하고 또 혈중 콜레스테롤을 낮추며 골다공증, 동맥경화증 등 갱년기 장애에도 효과가 있다고 선전한다. 믿거나 말거나다. 앞서 설명했듯 실제 이소플라본은 두유를 짤 때 순물에 딸려나가고 두부에는 약간 묻어 들어간 정도밖에 없기 때문이다. 또한 시중에서는 검은콩이 머리카락을 검게 해주고 건강에 특히 좋은 것으로 알려져 있으나 이도 과학적 근거가 없는 속설이다.

요즘 건강을 챙기는 풍조가 심해져 전두부라는 게 유행한다. 비지를 제거하지 않고 만든 두부를 말한다. 식이섬유가 만병통치로 과장되면서 나온, 맛없게 만들어진 요상한 두부다. 식감이 거칠고 생소한 물성을 나타내 먹기는 거북하나 포식의 시대에 사는 현대인에게는 다소 다이어트의 효과는 있을 성싶다. 공정이 단순하고 두부의 수율이 많이 늘어나니 가격이 싸야 하는데 그렇지는 않은 듯하다. 건강을 챙기는 이들에게는 큰 인기라고 한다.

간장은 한국을 대표하는 양조식품이다. 장맛이 좋으면 인심도 좋다 했던가. 장맛이 음식 맛을 좌우하며 그 집 안주인의 인품까지도 묻어나게 했다. 요즘이야 가정에서 장 담는 경우가 많지 않지만 옛날에는 장 담그는 기술을 시집가는 새댁이 갖추어야 할 덕목 중 하나로 여겼을 정도다.

간장은 조미식품으로 음식에 넣어 맛을 좋게 하는 게 첫째 목적이고 둘째로 간을 맞추는 역할을 한다. 간을 소금으로 맞춰도 되겠지만 간장 속의 조미성분을 대체할 방법은 없다.

간장의 맛을 내게 하는 조미성분의 주체는 거기에 녹아 있는 아미노산이다. 이 외에도 간장 맛에는 여러 물질이 관여한다. 숙성 과정 중 미생물이 작용해 만들어내는 유산을 비롯한 각종 유기산, 단맛을 내는 당류, 방향 성분 등 여러 가지 복합적인 결과가 맛으로 나타난다. 장 담그는 방법을 과학적으로 분석해보자.

우선 콩을 충분히 물에 불린다. 이는 열에 의해 잘 삶겨져 조직의 붕괴를 도와주기 위함이다. 삶는 시간을 오래하면 더욱 좋다. 압력솥을 사용하면 시간을 단축할 수 있어 편하다. 이렇게 하면 미생물이 만들어준 효소에 의해 물질분해가 잘 일어나 콩 성분이 간장 속에 많이 녹아 나올 수 있게 된다.

삶은 콩을 적당히 파쇄하기 위해 찧거나 갈아준다. 기호에 따라 찧는 정도는 달리 할 수 있다. 곱게 갈아주면 효소에 의한 분해속도는 빨라지나 나중에 된장으로 사용할 경우 분말이 미세해 싫어하는 사람도 있다.

다음은 메주덩어리로 만드는 작업이다. 이때 메주의 정해진 형태는 없으며 대개 적당한 크기의 사각형으로 뭉쳐준다. 개량 메주(알 메주)의 경우는 성형하지 않고 그냥 보관 중인(순수 분리한) 우량미생물을 심어 항온실에서 배양한다. 배양 중 미생물은 콩 속 단백질을 분해하기 위해 효소를 대량 생산한다.

재래식 메주는 따로 미생물을 심지 않고 공기 속에 있는 것들이 자연히 착생해 자라도록 해준다. 그러기 위해서 볏짚을 깐 30℃ 전후의 따뜻한 바닥에 옮겨놓고 며칠간 방치한다. 그렇게 하면 공기 속에 있는 미생물이 메주에 착생해 왕성하게 자란다. 메주 표면이 어느 정도 건조됐다 싶으면 끈으로 매달아서 처마 밑 같은 데에 걸어둔다.

몇 개월이 지나면 각종 미생물이 단백질분해효소뿐만 아니라 당분해효소인 아밀라아제, 지방분해효소인 리파아제 등을 동시에 메주 속에 생산해준다. 이때 인체에 이롭지 못한 균 또는 숙성과는 아무 관계없는 미생물도 번식해 메주의 질을 떨어뜨리는 경우가 있다. 당연한 말이지만 메주가 좋아야 좋은 간장, 된장을 만들 수 있다. 메주를 잘라서 속을 보면 좋고 나쁨을 대략 짐작할 수 있다.

지금도 일부 가정에서 이와 같은 재래식 메주를 만들고 있지만, 만들 때의 공정이나, 콩의 질, 온도, 습도, 장소(지역), 기후, 환경, 심지어는 만드는 사람에 따라서도 제품의 질이 달라질 수 있다. 그래서 공장에서는 좀 더 과학적이고 합리적인 방법을 쓴다. 미생물의 자연착생을 기다리지 않고 우량 균주를 보관했다가 삶은 콩에 직접 이식해 주고 비교적 무균적인 환경에서 단시간 배양한다. 그러니 시장에서 파는 개량 메주로 간장을 담그는 편이 실패할 확률이 낮다.

다음은 간장을 담는 숙성 과정이다. 이는 소금물에 메주를 담가 콩 단백질을 미생물이 생산한 단백질분해효소로 가수분해하는 작업이다.

이때 사용하는 소금이나 물도 중요하다. 천일염의 경우는 간수를 충분히 뺀 것을, 정제염은 그대로 사용해도 된다. 꼭 천일염을 고집할 필요는 없고, 물도 광천수다 지하 암반수다 하여 좋은 것을 찾는데 수돗물이나 정수 물을 사용하면 된다.

간장의 숙성 과정 중 소금은 부패 미생물의 번식을 억제하는 역할 외에는 하는 것이 없다. 오히려 효소 반응을 방해해 숙성 기간을 늘리는 경향이 있다. 소금의 농도는 지방이나 개인에 따라 다르지만 대개 20% 전후로 한다. 이 정도의 농도에서는 부패 미생물의 생육이 억제된다. 단지 일부 내염성[20]·호염성[21] 미생물의 생육은 가능해 간장의 맛에 좋은 영향을 미치기도 한다.

소금물에 메주를 넣어두면 메주 속의 효소가 녹아 나와 콩 단백질에 작용해 서서히 분해가 시작된다. 맛있을 정도로 녹여내는 데 비교적 긴 시간이 필요하다. 숙성 기간이 오래될수록 가용성 물질이 많아져 맛이 좋아진다. 온도도 적당히 유지되어야 효소의 반응 속도가 빨라질 수 있다.

콩 단백질이 분해되어 많은 아미노산이 녹아 나올수록 간장 맛은 좋아지며 질 좋은 간장이 된다. 온도가 너무 높으면 내염성균의 생육이 지나치게 왕성하여 간장의 질에 영향을 미칠 수 있어 주의를 요한다.

숙성 후 걸러서 남는 부분을 된장으로 사용하는 한국식 간장의 경우는 콩을 철저하게 분해할 필요는 없다. 간장독에 숯, 붉은 고추 등을 넣거나 옹기 주위에 금줄을 치는 것은 숙성과 아무런 관계가 없으며 단

---

20  소금기에 잘 견디어 내는 성질.
21  짠 것을 좋아하는 성질.

지 주술적 의미에 지나지 않는다. 숯이 잡내를 없애준다는 것은 근거 없는 이야기다.

간장이 검게 되는 것은 당과 아미노산의 화학반응에 의한 갈변현상이다. 몇 개월의 숙성이 끝나면 이를 걸러서 고형분과 간장 부분을 분리한다. 간장 부분은 센 불로 한 번 끓여주면 보관성이 좋아진다. 이때 반드시 끓여줄 필요는 없지만 끓이면 간장의 색깔이 진해지고 변식 미생물의 살균이 일어나 보존 시 변질의 위험성을 줄일 수 있다.

이상은 조선식 간장에 대한 설명이다. 시중에는 조선간장보다 달짝지근한 왜식 간장이 더 많이 유통된다. 이를 양조간장이라 한다. 왜간장은 콩과 밀을 동일량 사용하여 개량식으로 메주를 만들고 철저하게 관리하여 숙성시킨다. 밀 전분이 들어가기 때문에 포도당이 많이 생겨 단맛을 띤다. 이때는 고형분을 된장으로 사용하지 않기 때문에 메주를 우량균주로 철저하게 분해하여 찌꺼기를 최소량으로 줄인다.

한국에서는 간장을 빼고 나머지 부분을 된장으로 먹는다. 그러나 된장의 맛을 좋게 하기 위해서는 소금물을 적게 부어 간장을 아예 빼지 않거나 적게 빼는 것이 좋다. 왜식의 경우는 된장과 간장을 따로 담는다. 일본식 된장은 콩과 밀가루를 섞어 만들기 때문에 포도당이 많이 생겨 단맛이 난다. 흔히 일본 된장을 미소 된장이라고 말하는데, '미소'가 일본말로 '된장'이라는 뜻이다.

시판 간장은 종류가 많아 요리에 능숙하지 않은 사람들을 헷갈리게 하는 경우가 있다. 하나하나 살펴보자.


· **조선간장:** 순수하게 콩으로만 담근 재래식 간장이다. 단맛이 없다.
· **양조간장:** 일본식 간장을 보통 이렇게 부른다. 밀이 많이 들어가기

때문에 단맛이 난다.

· **산분해 간장:** 미생물 효소를 사용하지 않고 강한 산으로 콩 단백질을 분해하여 아미노산액을 얻고 여러 종류의 식품첨가물을 가해 양조간장과 유사하게 만든 제품이다. 이때 재료로 탈지대두[22]를 많이 사용하나, 질이 낮은 생선이나 글루텐(밀단백질) 등과 같은 저가의 단백질을 이용하기도 한다. 산으로 분해한 단백질의 가수분해물(아미노산액)을 간장의 맛과 색깔을 비슷하게 하기 위해 식염, 인공감미료, 유기산, 캐러멜색소 등을 첨가한다. 일종의 유사 간장인 셈이다.

· **혼합간장:** 양조간장이 고가이기 때문에 산분해 간장과 적당한 비율로 혼합해 제품화한 것이다. 혼합 비율에 따라 가격 차이가 크게 난다. 지금부터는 간장을 구매할 때 병에 붙은 조제방법과 원재료 및 함량 표시를 꼭 한번 읽어보자. 혼합간장의 경우는 산분해 간장과의 혼합 비율이 반드시 표시돼 있다.

식품 관련 전문가들이 간장과 된장의 효능을 지나치게 홍보하는 경우를 더러 본다. 특히 된장에 항암효과를 나타내는 물질이, 심지어 항산화물질이 많아 노화를 방지하며 피부미용에도 좋다는 주장을 하는 경우가 있다. 이는 과학적 근거가 없으며 된장은 하나의 훌륭한 식품에 지나지 않는다.

---

22 기름을 짜낸 콩.

## 청국장

청국장을 먹는 나라는 한국과 일본이 주이나, 타이나 인도에도 비슷한 식품이 있다. 청국장은 감탄이 나올 정도로 콩을 잘 이용한 식품 중 하나로 콩으로 만든 제품 중 맛과 소화율이 가장 높다.

청국장 전문식당에 가면 종종 벽면에 '청국장의 효능'이라 하여 마치 신비의 명약인 듯 구구절절 적어놓은 글을 볼 수 있다. 청국장에는 유산균이 많아 체내 면역력을 증가시키고 장 속에서 위암, 위궤양을 일으키는 헬리코박터균을 없애며 변비나 설사에 도움을 준다는 주장이다. 그러나 실제 청국장에는 유산균이 없다.

청국장도 간장처럼 미생물효소로 콩 단백질을 분해하여 맛과 소화율을 좋게 만든 식품이지만 제조방법과 사용균주(미생물)는 다르다. 청국장 발효균은 인체에 해롭지도 않고 이롭지도 않은 고초균이다. 학명으로는 바실러스 서브틸리스Bacillus subtilis라 하며 박테리아(세균)의 일종으로 내열성, 호기성 포자형성균[23]이다. 단백질분해효소인 프로테아제의 생산력이 강한, 유산균하고는 전혀 관계가 없는 세균이며, 볏짚에 특히 많아 청국장을 만들 때 볏짚을 쑤셔 넣어 이 균을 심어주기도 한다. 삶은 콩에 번식시키면 많은 단백질이 분해되어 아미노산이 유리되고 맛과 소화율이 좋아진다. 거기에다 단백질분해효소가 많아 생것으로 먹었을 경우 음식 속 단백질의 소화를 도와주는 역할도 할 수 있다.

청국장의 제조방법은 아주 간단하고 실패할 염려도 없다. 요즘은 청국장 제조기가 시판되고 있어 더욱 손쉽게 만들 수 있다. 따로 균을

---

23　환경이 악화되었을 때 생존을 위해서 포자를 형성하는 박테리아.

보유할 필요도 없다. 그냥 푹 삶은 콩(간장 제조와 동일)을 제조기에 넣고 스위치만 누르면 된다. 공기 중에 있던 균이 묻어 들어가 발효를 일으킨다. 발효 온도는 42~43℃ 정도이며 이 온도에서는 부패 미생물의 생육이 불가능하기 때문에 웬만해선 썩을 염려가 없다.

청국장 제조기가 없으면 전기장판이나 온돌방의 아랫목에 묻어두면 된다. 이렇게 하여 2~3일이 지나면 콩의 표면에 하얀 막이 끼고 숟가락으로 뒤집어봤을 때 끈적거리는 물질이 나오면 발효가 거의 완료된 것이다.

한국에 청국장이 있다면 일본에는 낫또가 있다. 간혹 이 둘을 비교하며 낫또가 훨씬 우수한 식품인 것처럼 칭송하는 기사를 보게 되는데, 낫또와 청국장은 이름만 다르지 같은 식품이다. 낫또의 발효균인 바실러스 나토Bacillus natto는 바실러스 서브틸리스 계통의 같은 종이며 서로 일란성 쌍둥이쯤으로 취급되는 유사세균이다. 일본에서는 청국장을 찌개로 끓여먹는 문화가 없어 생것으로 먹고 우리는 된장찌개처럼 끓여먹는 식문화를 갖는다는 점이 다를 뿐이다.

세간에는 청국장이 혈전을 막아주고 혈압을 낮춰준다고도 한다. 이렇게 선전하는 이유 중 하나는 청국장에 나토키나제nattokinase라는 혈전용해효소가 포함돼 있기 때문이다. 하지만 효소는 단백질이라 혈관 속으로는 들어가지 못한다. 위 속의 낮은 pH와 단백질분해효소에 의해 변성되어 효소의 기능은 없어진다. 끓는 물속에서도 순식간에 기능이 상실된다. 이렇게 변성되면 소화의 대상이 될 뿐이다. 혈전을 녹여준다는 주장은 단지 시험관에서의 실험 결과에 불과하며, 시험관과 혈관 속을 동일시하는 바보들의 주장이다.

식당 벽면에 붙어 있는 효능은 사실이 아니지만 청국장이 소화 잘

되고 맛이 좋은 훌륭한 발효식품임에는 틀림없다. 한국인은 대부분 찌개로 섭취하기 때문에 너무 짜게만 먹지 않는다면 자주 먹는 것이 건강에 이롭기는 하겠다.

## 식품의 갈변현상, 건강에 괜찮을까?

감자를 깎아 놓으면 갈색으로 변한다. 커피원두나 깨를 볶으면 색깔이 검어진다. 왜 그럴까? 혹시 몸에 나쁘지는 않을까? 여기에는 자연법칙이 있고 풍미와 맛을 좋게 하기 위해 인간이 개발한 과학이 있다.

설탕이 들어간 음식을 볶으면 갈색으로 변하는 것, 피부가 검게 타는 것, 흑마늘·홍삼·한약의 숙지황·설탕을 국자에 넣고 가열하는 달고나의 갈색 등은 모두 '갈변현상'에 의한 것이다. 이런 갈변현상에는 '효소'에 의한 것과 '화학반응'에 의한 것 두 가지가 있다. 화학반응은 다시 또 두 가지로 나뉜다. 캐러멜화반응과 메일라드 maillard 반응이다.

먼저 효소에 의한 갈변이다. 밤, 사과, 도라지, 우엉, 칡 등의 껍질을 벗긴 후 공기에 접촉했을 때 일어나는 갈변반응은 표면에 노출된 효소, 페놀옥시다아제 phenoloxidase 가 식품 속 페놀화합물에 작용하여 멜라닌 색소를 만들기 때문에 일어난다. 심지어 사람의 경우도 티로신 tyrosine 이라는 아미노산이 페놀옥시다아제의 일종인 티로시나아제의 작용을 받아 멜라닌 색소가 만들어져 피부가 검게 된다.

이 반응에는 반드시 산소가 필요하기 때문에 산소 공급을 차단하면 반응이 일어나지 않는다. 밤이나 감자 등을 깎아 물에 담가두면 산소의 접촉이 차단되어 갈변현상을 막을 수 있다. 이때 소금을 약간 타는 것

• 건강상식, 제대로 알기

은 물속 용존산소의 양을 줄이기 위함이다. 효소는 열에 약하기 때문에 끓이거나 익혀두면 갈변은 일어나지 않는다.

다음은 화학(비효소적)반응의 두 종류인 캐러멜화반응과 메일라드반응이다. 당이 고열에 의해 캐러멜색소인 캐러멜린caramelin, 캐러멜란caramelan, 캐러멜렌caramelen 등이 생성되는 것을 캐러멜반응이라 한다. 설탕이나 포도당 등을 고온에 가열하면 화학반응이 일어나 갈색으로 변한다. 이게 식품첨가물 캐러멜색소의 전통적 제조방법이다. 반응 촉진을 위해 여러 화학촉매제를 넣기도 한다. 캐러멜색소가 생성되는 화학반응의 전모는 아직 잘 밝혀져 있지 않을 정도로 복잡하다. 반응 중에 색깔뿐 아니라 여러 향기 성분이 함께 생성된다. 이 향 때문에 갈변 현상을 유도하는 경우도 많다. 즉 단내, 버터향, 너트향, 토스트향, 누룽지향 등이다. 커피의 검은색도 로스팅 시에 만들어지는 캐러멜반응과, 다음에 설명하는 메일라드반응이 동시에 일어난 것이다. 반응이 진행되면 동시에 향과 쓴맛이 동반된다.

시중에 백설탕보다 좋다고 회자되는 흑설탕, 황설탕의 색깔도 캐러멜색소 때문이다. 시판 설탕은 수입한 원당 속 불순물을 제거하기 위해 재결정시키는 과정을 거친다. 농축과 결정을 반복하는 과정에서 열에 의해 캐러멜색소가 많이 만들어져 황설탕, 흑설탕이 된다. 일설에는 흑설탕이 백설탕에 캐러멜색소로 물들인 것이라는 소문도 있으나 사실이 아니다.

메일라드반응은 발견한 사람의 이름을 딴 것으로 캐러멜반응과는 전혀 다른 갈변이다. 이 반응은 아미노산과 당이 공존하는 식품에 고열을 가하면 두 물질이 서로 결합하여 갈변하는 현상이다. 겉으로 보기에는 두 반응이 구별되지 않아 어느 쪽 반응이 일어나 갈변되는지는 분간이 어렵다. 오븐에서 빵을 구울 때의 갈변과 냄새, 과자, 칩, 빵, 시리얼 등의 색과 향이 이들 반응에 의한 것이다. 한약을 달일 때 검게 되는 것도 갈변현상의 일종이다. 흑마늘, 홍삼, 흑삼, 숙지황, 홍초, 흑초도 다 이 반응에 의한 갈변인데, 항간에는 이를 특정한 효능이 있는 것처럼 과대선전에 이용한다.

홍삼의 경우 찌고 말리기를 반복하는 것은 색깔을 입히기 위한 것이 아니라 사포닌의 어떤 종류를 약성이 좋게 하기 위함이다. 찌고 말리기를 많이 할수록 유효성분이 많이 만들어지니 구중구포라는 말이 나왔다. 이때 유효성분의 생성량과 갈변현상과는 관계가 없다. 전혀 다른 반응이다.

화학반응에 의한 갈변은 무해한 경우도 있고 유해한 경우도 있다. 참깨 등을 고온에서 볶으면 1군 발암물질인 벤조피렌의 생성이 많아져 인체에 해롭다는 것은 이미 밝혀진 사실이다. 가끔 참기름에 이 물질이 기준치 이상으로 나와 문제가 되기도 한다. 많이 볶을수록 고소한 맛과 향은 더 좋아진다는 역설이 있다. 귀 밝은 소비자는 이를 염려하여 방앗간에 덜 볶아달라고 부탁하는 경우도 있다.

2002년 스웨덴 국립식품청의 발표에 따르면 감자튀김, 시리얼, 구운 빵 등에서 아크릴아마이드라는 발암물질이 발견되었다고 한다. 그 뒤 영국과 스위스 연구팀이 170℃가 넘는 고온에서 포도당을 가열하면 당과 아스파라긴 등의 아미노산이 반응하여 메일라드 반응을 일으키고, 이 반응으로 인해 새로운 물질인 아크릴아마이드가 만들어진다는 사실을 밝혀냈다.

캐러멜색소의 경우에도 유해성 주장이 만만찮게 있긴 하다. 그러나 공식적으로는 안전하다는 게 공론이다. 미국의 FDA, 한국의 KFDA도 무해하다는 공식입장을 내놨다. 그러나 최근에는 화학적 갈변에서 유래되는 물질이 인체에 해롭다는 보고가 잇따르고 있다. 아직 확실한 유해 메커니즘이 밝혀져 있지 않아 '독성 가능성 possible toxicants'만을 언급하고 있다 하니 좀 더 지켜볼 필요가 있을 듯하다.

# 암의 원인과 치료법

인간의 질병 중 가장 무섭게 생각하는 것이 암이다. 암 선고를 받으면 곧 죽음을 연상하고 불치병으로 생각하면서 낙담한다. 그러나 최근에는 의학기술의 발달로 초기에 암을 발견하면 완치되는 사례가 늘고 있다. 하지만 여전히 사망률의 선두자리를 내주지 않는 것으로 보아서는 당분간 인류 최대의 적임에는 분명하다. 언젠가는 암에서 완전히 해방되는 날이 오기는 하겠지만 그렇게 만만한 상대가 아니라는 것은 확실하다. 그 이유는 다음의 긴 내용을 읽고 나면 조금이나마 이해가 될 것이다.

인간의 몸은 세포로 구성되어 있다. 수십조 개의 세포가 각각의 기능을 담당하며 생명을 유지하는 데 기여한다. 정상세포는 자체의 조절기능에 의해 분열 및 성장하고, 수명이 다하거나 손상되면 스스로 사멸하여 다시 새로운 세포가 만들어진다. 그러나 여러 가지 원인에 의해 이러한 세포가 자체의 조절기능에 문제가 생기는 수가 있다. 정상적으로는 사멸해야 할 것이 내외부의 요인에 의해 비정상세포가 되어 죽지 않고 오히려 과다하게 무한증식하는 경우가 있어서다. 이를 암세포라하며 주위 조직 및 장기에 침입하여 빠르게 증식하고 관련구조를 파괴하거나 변형시켜 결국에는 그 기능을 망가뜨린다. 이른바 정상세포가 일종의 미친 세포로 변해버린 것이다.

더욱이 악성 종류는 시간이 지나면 혈관과 림프관을 타고 다른 장기로 이동하며 남의 집에 자리 잡고 계속 증식한다. 이를 '전이'라고 하며 이런 전이는 여러 장기에 다발적으로 일어나기도 한다. 암 환자가 가장 우려하는 부분이다. 이런 세포 덩어리를 '악성종양'이라 하며 시기를 놓치면 생명에 치명적이다. 이에 비해 '양성종양'은 주변 조직이나 혈관을 침범하지 않고 다른 장기로 옮겨가지 않는다. 이때는 종양 부위만 제거하면 일반적으로 큰 문제는 발생하지 않는다. 부스럼이나 사마귀 물혹 등이 이에 해당된다.

암세포가 생겨나면 암 주위에 신생혈관이 집중적으로 생성된다. 암세포는 세포분열이 정상세포의 수십 배나 빠르기 때문에 많은 에너지가 필요하다. 많은 열량을 대기 위해서는 혈액 공급도 많아야 한다. 특히 암세포는 세포의 분화가 덜되어 있어 에너지 효율이 대단히 나쁘다. 많은 에너지를 내놓는 TCA 회로가 작동하지 않고 해당과정으로만 에너지를 얻기 때문에 정상세포보다 수십 배 많은 에너지(포도당)를 필요로 한다.[24] 그래서 암을 소모성 질환이라 하며 체중이 갑자기 줄어드는 요인으로 작용한다.

암의 종류는 셀 수 없이 많다. 암세포는 각 장기의 조직에 따라 다르며 그 성격(악성 정도) 또한 달리한다. 폐와 간의 암세포가 다르고, 남성이냐 여성이냐에 따라서도 모양과 특성이 달라진다. 같은 간에서 생긴 암세포조차 발생 장소에 따라 다를 수 있고, 함께 뭉쳐 있는 암세포 덩

---

24 TCA 회로와 해당과정에 대한 설명은 136p 〈유산소운동과 무산소운동이라는 이상한 구분〉 편 참고.

어리 안에서도 여러 종류가 공존할 수 있다. 암의 종류나 발생 부위에 따라서도 전이 능력에 큰 차이가 난다.

발암물질에 노출되어도 어떤 사람은 괜찮고 어떤 사람은 암에 걸린다. 이것은 아마 유전적 영향 때문이거나 사람마다 발암물질의 대사 과정에 차이가 있기 때문일 것으로 추측한다. 암의 발생에 가족력이 나타나는 것도 특이한 유전자, 즉 DNA의 구조적 차이 때문인 것으로 해석한다. 이런 암은 현재 물리적 혹은 화학적인 방법으로 치료하는데 다음과 같은 것들이 있다.

### 항암제 치료

가장 말도 많고 탈도 많은 것이 이 치료방법이다. 의료기술이 첨단을 달리는 지금도 아직 암세포만을 선택적으로 죽이는 약재는 개발되어 있지 않다. 왜냐하면 암세포가 정상세포와 별로 다르지 않기 때문이다. 암세포에 독성을 나타내는 약재는 정상세포에도 치명적으로 작용한다. 그래서 항암치료에 사용되는 항암제는 모두 부작용이 심각하다. 그 부작용은 정상세포보다 세포증식(분열) 속도가 훨씬 빠른 암세포에 더 치명적이라서 마지못해 채용하는 고육지책의 치료법이다.

현재 사용되는 항암제 대부분은 세포분열에 필수인 염색체 DNA의 복제를 방해하는 물질이다. DNA의 복제가 일어나지 않으면 세포분열도 일어나지 않는다. 항암제는 암세포의 분열을 차단하여 암 덩어리가 커지는 것을 막아준다. 문제는 정상세포의 분열도 동시에 막아버린다는 것이다. 이는 우리 몸속 세포 중 비교적 분열 속도가 빠른 모발세포와 점막세포의 증식을 방해해 머리카락이 빠지고 입안과 장 점막 등을 헐게 하고 구토를 동반하며 식욕이 감퇴하는 결과로 나타난다. 음식을 먹지 못해 기력이 없어져 환자의 고통은 배가된다. 뿐만 아니라 분열 속도가 느린 여타 조직세포에도 손상이 가해지는 것을 피할 수 없다.

항암제는 암세포를 죽이는 약재가 아니라 분열에 의해 새로운 암세포가 생겨나는 것을 막아주는 약재다. 항암제를 투여하기 전 원래의 암세포는 그대로 남아 있다는 말이다. 정상세포보다 강하지만 암세포에도 수명이 있어 오래되면 사멸하긴 한다. 사멸할 때까지 항암제를 계속 투여하면 암 치료는 가능할 것으로 보이지만 우리 신체가 그때까지 견디지 못하고 항암제에 망가져 버릴 가능성이 높다. 암세포를 죽이려다 초가삼간 태우는 격이 되어 항암제의 독성에 의해 지레 죽을 가능성이 더 높다는 뜻이다. 이 때문에 항암제를 사용하지 말자는 움직임도 있다. 어떤 통계는 암으로 인한 자연사보다 항암제 부작용이 수명을 더 단축한다고도 한다. 그래서 최근에는 항암제 사용에 신중을 기하는 분위기다. 담당의가 항암제의 사용을 적극적으로 권하지 않고 본인이나 가족의 동의를 구하여 항암제를 투여하는 추세다.

특수 암의 경우에는 치료약이 개발되어 있는 경우도 있다. 글리벡이라는 항암제는 만성 골수성 백혈병을 치료할 수 있는 약이다. 기존 항암제와 달리 정상세포를 거의 죽이지 않아 환자들이 고통 없이 치료받을 수 있다. 그러나 모든 백혈병 환자에게 적용되는 것은 아니다.

주목나무에서 추출한 택솔이라는 항암제가 한때 각광을 받은 적이 있다. 난소암 환자를 대상으로 한 미국에서의 임상실험에서 종래의 항암제 치료 시험군에 비해 택솔 시험군의 생존율이 향상되었기 때문이다. 그러나 부작용이 강해 그로 인한 사망 환자도 나타나 인기가 시들해졌다. 치료 효과도 1년가량의 연명 효과에 불과하고, 수년 후의 생존율은 종래 치료법의 경우와 비슷하다고 알려져 있다.

### 암 부위 제거 수술

암 부위를 물리적으로 제거하는 방법으로 전이가 되지 않았을 경우 가장 효과적 방법이다.

### 방사선 치료

암 부위에 방사선을 쬐어 암세포를 죽이는 방법이다. 정상세포에 손상이 가지 않도록 선택적으로 쬐이기가 어려워 부작용이 나타날 가능성이 높다. 정상세포가 일부 사멸되는 것을 막을 수 없기 때문에 이를 최소화하기 위한 특수장비가 사용되기도 한다. '감마나이프'는 비교적 정확하게 암세포에만 방사선을 조사하는 장비로서 정상세포가 죽는 것을 최소화한다. 부위에 따라 적용이 불가능한 경우도 있다. 방사선은 강력한 발암성을 나타내는 물질이기도 해 새로운 암의 발생이 우려되기도 한다. X-ray, CT 촬영 등도 방사선을 사용하기 때문에 새로운 암 발생 가능성을 배제할 수는 없다.

### 혈관 폐쇄법(색전법)

암세포 주위에는 많은 신생혈관이 생성된다고 했다. 암세포로 가는 이 혈관에 약품을 주입, 혈관을 폐쇄하고 영양 공급을 차단하여 암세포를 굶겨 죽이는 원리이다. 간암 등에 시도한다.

### 알코올 주입법

암 부위에 주사기로 알코올(에탄올)을 주입하여 세포를 죽이는(살균처럼) 방법이다. 간암 세포에 시도하는 방법으로 보편적 방법은 아니다.

### 고주파 열치료 및 온열법

어떤 이유인지 암세포가 정상세포보다 고온에 견디는 능력이 약해 암 부위에 국소적으로 온열찜질을 하는 방법이다. 위치에 따라 적용이 한정되어 자주 사용되는 방법은 아니다.

### 표적 치료법

가장 발전된 최근의 방법으로 현재 임상적용 중이다. 세포에 독성을 나타내는 항암제를 암세포에만 운반하게 하고 정상세포에의 독성을 줄이는 방법이다. 정상세포와 암세포는 서로 다르지 않으나 극히 일부에서 조금의 차이가 발견된다. 이 약간의 차이 나는 부분을 표적으로 삼아 암세포를 찾아가는 물질을 개발하여 그 물질에 항암제를 붙여 암세포에 모이게 하고 약재의 농도를 높여 암세포만을 집중적으로 공격한다는 원리이다. 일종의 미사일 요법이라고 할 수 있다. 이 방법은 현재 암세포의 표적에 친화성을 나타내는 특이물질의 개발이 어려워 보편적으로 적용되는 치료법은 아니다. 현재 몇 종류의 암에 이 방법을 적용하고 있다.

이때도 치료를 어렵게 하는 경우가 있다. 일례로 간암 세포가 대장으로 전이됐을 경우는 대장암이라도 간암 세포에 대한 표적치료를 해야 한다. 그래서 원발세포의 판별 여부가 치료 효과에 중요한 요소가 된다.

### 식이요법

세간에는 음식으로 암을 치료했다는 체험담이 넘쳐나고 항암식품이 아닌 것이 없다. 사이비들은 자연치유 프로그램이라는 말도 안 되는 치료방법으로 말기 암 환자를 모아놓고 사기를 치는 경우가 있다. 지푸라기라도 잡고 싶어 하는 환자의 심리를 이용하여 막대한 금전을 갈취하는 부도덕성까지 보인다. 음식으로 암을 치유하는 방법은 결단코 없다. 암세포의 생리를 이해했다면 그들의 주장이 얼마나 황당무계한지 쉽게 간파할 수 있을 것이다. 자세한 내용은 다음 주제 〈항암식품은 없다〉편에 나온다.

### 면역 항암제

암 치료에 가장 핫한 방법이다. 현재 활발하게 연구되고 있으며 몇몇 경우에는 치료성적을 내고 있으나 아직 일반적으로 적용되지는 않는다. 이 치료약은 암세포를 직접 공격하는 게 아니라 암의 면역세포에 대한 회피 작용을 무력화시켜 NK세포[25], T세포 등이 암세포를 잘 공격할 수 있도록 여건을 만들어주는 약이다. 암의 종류에 따라서는 부작용이 거의 없어 치료성적만 높이면 좋은 항암제라 평가받을 수 있을 듯하다. 현재 의료보험이 되지 않아 1회 주사에 1~3천만원의 비용이 든다. 아직 임상적으로 보편화하지는 않았지만, 인간이 염원하는 암 정복의 최첨단치료법으로 기대되고 있는 방법으로, 카터 전 대통령의 흑색종 치료에 성공하여 유명해졌다.

방법은 이렇다. 암세포에는 면역세포를 피해가는 교묘한 장치가 있다. 면역세포의 접근을 차단하는 단백질인 '체크포인트 단백질checkpoint

---

25　선천적인 면역을 담당하는 혈액 속 백혈구의 일종으로, 골수에서 성숙한다. 바이러스에 감염된 세포나 암세포를 직접 공격해 없애는 것이 주 기능이다.

protein'을 만들기 때문이다. 이게 암세포가 자리를 잡으면 면역세포의 공격이 무용지물이 되는 원리이기도 하다. 이런 암세포 속 물질을 'PD-1'과 'CTLA'라 명명했다. 이 물질을 무력화시키면 암세포에 면역세포의 접근이 용이해져 치료의 가능성이 높아질 것이라는 기대에서 연구가 시작됐다. 체크포인트 단백질을 발견하고 치료법을 제시한 사람이 노벨상을 탔다. 이런 암세포의 방해 기능을 타파하는 약재(anti-PD-1)가 있으면 암세포에 대한 면역세포의 접근을 용이하게 하고 결과적으로 면역세포가 암세포를 파괴하게 할 것이라는 치료 원리이다. 현재까지 여러 제품이 개발되어 있으나 사람에 따라, 암의 종류에 따라 듣지 않거나 부작용이 심하게 나타나는 경우가 있어 아직 해결해야 할 문제가 산적해 있다.

# 항암식품은 없다

시중에는 항암효과가 있다는 식품이 부지기수다. 항암효과가 없는 식품을 찾기가 오히려 힘들 정도다. 버섯, 마늘, 양파, 파, 고추, 토마토, 브로콜리, 포도씨, 김치 등 우리가 흔히 먹는 채소나 과일 추출물의 항암효과에 대한 논문을 검색하면 그 수는 차고 넘친다. '항암식품'의 의미도 암을 예방하는 식품과 암을 치료하는 식품, 두 가지로 모호하게 쓰이는데 '항암제'에서 유추할 수 있듯 후자로 보는 게 타당하다. 하지만 암을 낫게 하는 식품은 결단코 없다.

식품의 항암작용을 주장하는 논문들은 수없이 많다. 이들의 연구결과는 시험관이나 세포배양에서 수행한 것이 대부분이다. 암세포를 배양한 것에 어떤 식품성분을 첨가하니 암세포가 죽거나 증식이 억제됐다고 하는 식이다. 하지만 시험관이나 동물에서 얻은 결과가 사람에게 똑같이 적용될지는 미지수이며, 임상시험에서 탈락하는 경우가 대부분이다. 지금까지 그래왔다.

이런 논문들은 대개 해당 식품의 섭취가 면역력을 향상시켜 암세포를 죽이는 원리를 내세운다. 수지상세포[26]니 킬러세포[27]니 하며 대중에게 익숙지 않은 단어를 들먹이면서 항암식품이 이들을 활성화하여 암세포를 공격한다는 환상을 심어준다. 실제로 면역력을 높여주는 식품은 없다. 그런데도 일부 의료인이 면역이 암 치료의 만능열쇠인 것처럼 현혹하고 이에 절박한 암 환자들은 면역기능의 중요성을 신봉한다.

암 발생 초기에는 우리 몸이 가진 면역기능이나 자연치유력으로 암이 제거될 수도 있긴 하다. 그러나 암이 커지고 뿌리를 내리면 면역력만으로는 제거할 수 없다. 암세포는 자기가 살아갈 길을 완벽에 가깝게 갖추고 있기 때문이다. 앞 주제 중 '면역 항암제'에서 설명했듯이 암세포는 자신의 생존을 위해 면역감시기능을 회피하는 능력을 가지고 있다는 말이다. 그래서 면역감시세포가 정상적으로 활동하더라도 암세포를 인식하지 못하고 피해가게 된다. 암세포, 그렇게 만만하고 허술하지가 않다.

우리는 여러 방송을 통해 "말기 암 환자가 어떤 식품으로 암을 극복했다. 산골에 들어가 철저한 식이요법으로 암을 완치했다"는 등의 사례를 자주 접한다. 정말 그랬다면 그야말로 기적이겠으나 이를 방영한 방송사의 경쟁사가 조사해 보니 사실이 아님이 드러났다. 완치됐다는 사람의 대부분은 암수술을 받고 관련치료를 끝낸 상태였다. 재발하지 않은 것을 특정식품이나 식이요법에 의해 마치 암을 극복한 것처럼 주장했다는 것이다. 식품에 의한 극복이 아니라 현대의학으로 이미 완치된 것이었다는 결론이다. 혹은 자연치유라는 슬로건을 내걸고 한적한 산골 수용시설에 말기 암 환자를 모아놓고 푸성귀만 먹여 오히려 수명을 단축시키는, 부도덕성을 보이는 의료진마저 있어 문제점으로 지적된다.

---

26   포유동물면역계의 항원제시세포로, 선천성면역계와 적응성면역계를 연결해주는 전달자로서 역할을 한다.

27   면역체계를 담당하는 림프세포 중 하나로, 바이러스 감염을 받은 자신의 세포나 암세포를 파괴하여 죽이는 역할을 한다.

일부 논문에서는 암의 여러 발생원인 중 하나로 알려진 활성산소를 소거해주는 항산화제로 암을 예방하고 치료할 수 있다고 과장하기도 한다. 그러나 암의 발생원인은 무수히 많기 때문에 활성산소만 없앤다고 해서 암이 발생하지 않는 것은 아니다.

어떠한 식품이 암을 예방하는 데 도움이 될 수는 있다. 발암성이 의심되는 식품의 섭취를 줄이고 발암의 요인을 배제하는 성분(비타민의 일부)이 풍부한 음식을 평소에 많이 먹는 것. 그러나 시중에서 얘기하는 항산화제가 있기만 하면 항암으로 연결 짓는 주장은 〈항산화제의 거품〉 편에서도 말했듯이 믿을 게 못된다.

암은 참 골치 아픈 질병이다. 암에 대해서는 아직 아는 것보다 모르는 것이 더 많다. 발생기전과 생리적 기능이 복잡하고 종류 또한 다양해 암의 퇴치가 쉽지는 않겠지만 머지않아 암을 정복하는 시대가 도래할 것임을 필자는 굳게 믿는다.

## 4장

# 뉴스 속 건강 핫이슈

# 음이온에 대한 맹신이 불러온
# 라돈 사태

발암물질인 '라돈'이 침대에서 검출돼 한동안 온 나라가 떠들썩했다. 몸에 좋은 음이온을 방출한다는 이유로 모나자이트 분말을 침대 매트리스에 넣었기 때문이다. 음이온 제품의 절대다수에 쓰이는 물질인 모나자이트는 음이온이 아니라 실은 1군 발암물질인 라돈가스와 방사선을 내뿜는 위험물질이다.

라돈은 라듐이 붕괴하면서 나오는 기체인데 암석이나 토양, 건축자재 등에 광범위하게 존재하기 때문에 우리는 자연스럽게 라돈에 노출되어 있다. 일상생활 속에서 받는 자연방사선 피폭량의 절반 정도가 라돈에 의한 것이라고 한다.

그러나 일반적인 대기 상태에서라면 라돈의 피폭을 걱정할 필요는 없다. 피폭량이 그렇게 많지 않고 방사선 중 가장 약한 알파선을 내놓기 때문이다. 그러나 밀폐된 공간에서 농도가 높을 때나, 하루 8시간가량 시간을 보내고 잠을 잘 때 피부에 닿는 침대나 베개의 경우에는 사정이 달라진다. 몸에 좋다는 음이온을 마시려다가 방사성 기체를 뿜어내는 침대에서 자는 격이 됐다.

라돈 사태의 근본적 원인은 '음이온'이라는 정체불명의 물질에서 비롯됐다. 언젠가부터 음이온이 우리 몸에 좋은 신비의 물질로 등장했다. 긴장 완화, 신진대사 촉진, 항산화 작용, 혈액 정화 작용, 면역력 증진, 통증 완화 작용 등 건강에 이로운 각종 효과를 가져다준다면서 말이다. 이런 주장이 어디서부터 시작된 것인지는 확인할 길이 없다.

침대 외에도 음이온을 뿜어낸다고 광고하는 공기청정기, 팔찌, 목걸이, 벽지는 물론 속옷과 생리대, 소금, 마스크, 모자까지 등장해 인기리에 팔렸다. 이 중 특허를 받은 음이온제품만 전 세계에 18만 개에 이른다고 하니 실로 놀랍다. 특허를 받았다니 그럴듯하게 보이지만 대부분 유사과학을 기초로 한 것들이다.

혈액을 맑게 해 상쾌한 느낌을 주고 질병 억제력이 생긴다는 것이 흔히 말하는 음이온의 대표적인 효능이다. 그래서 음이온이 풍부한 산림이나 폭포 부근에서는 기분이 좋아지고 마음도 안정된다고 한다. 그러나 이런 현상은 음이온이 아닌 '오존[1]'의 영향이다.

탈취제나 공기정화기, 음식점에서 사용하는 식기나 칫솔 등의 살균기 등은 금속 전극 사이에서 일어나는 방전(스파크) 현상을 이용해 오존을 만든다. 화학적으로 강한 산화력을 가진 오존은 실내 공기 중에 있는 냄새 분자나 세균에 달라붙어 분해반응을 일으킨다. 이때 호흡기로 들어간 오존은 상쾌함을 주는데, 농도가 높아지면 비린내가 나고 인체에 해롭게 작용한다. 공기청정기 등에서 나오는 오존은 세균을 죽이고, 냄새를 없애는 기능이 있으나 세균을 죽일 정도면 인체에도 나쁜 영향을 줄 것이 뻔하다. 호흡기뿐만 아니라 피부나 눈 등에도 악영향

---

1   자외선이나 전기 방전에 의해 산소로부터 생성. 대단히 불안정해 생성 직후에 분해되어 산소분자가 되고 O라는 발생기산소가 방출된다. 이 발생기산소는 반응성이 강해 굉장히 위험하다. 미생물을 죽이고 물질도 산화하여 망가뜨린다. 음이온 발생기구는 거의 오존발생장치이다. 그렇게 위험한 것을 몸에 좋다고 우리가 그동안 자해행위를 스스로 한 격이다.

을 줄 수 있고 특히 영유아나 노약자에게는 더 위험하다. 환경부가 다중이용시설의 실내 오존농도를 0.06ppm$^2$ 이하로 권장하는 것도 바로 이런 이유에서다. 공기 중 산소가 자외선을 받아도 오존이 발생한다. 여름철 강한 자외선 때문에 발생한 오존농도가 0.12ppm을 넘어서면 '오존경보'를 발령한다.

항간에는 음이온은 좋고 양이온은 나쁘다는 엉터리 정보도 나돌았다. 양이온이 체내에 들어가면 혈액의 흐름을 나쁘게 한다고 하는데 틀린 말이다. 실제 몸속에서는 음이온보다 양이온이 더 중요한 역할을 한다. 효소의 보조역할을 하는 원소의 대부분이 양이온이기 때문이다. 우리가 무턱대고 좋아하는 미네랄의 대부분도, 천일염에 많아 좋다는 마그네슘도, 브라질너트나 사차인치에 많아 만병통치로 통하는 셀레늄도, 뼈에 좋다는 칼슘도, 철도 양이온이다. 우리가 일상 먹는, 혈액의 삼투압에 중요한 역할을 하는 소금의 나트륨도 양이온이다.

한때 '라돈탕'이라는 것이 유행했었다. 목욕탕에 라돈가스를 발생하는 장치를 장착해 건강에 좋다고 선전한 것이다. 이도 일본에서 시작됐다. 라돈의 농도가 낮으면 인체에 무해하긴 하다. 저농도에서는 오히려 효능이 있다고 해 한때 유행했으나 이 역시 또 하나의 유사과학에 지나지 않았고 얼마 후에는 소리 없이 자취를 감췄다.

음이온이 몸에 좋다는 과학적 근거는 없다. 일본 오사카대 물리학과 기쿠치 마코토 교수는 "음이온의 건강효능 가설은 과학적으로 확립되지 않았으며, 시장에서 팔리는 음이온 제품은 다 사기"라며 강하게

2    ppm은 1백만분의 1을 뜻함, 1kg 내에 1mg이 섞여 있는 것.

비판했다. 그는 "음이온 관련 설명 가운데 유일하게 근거가 있는 것은 양전하를 띠고 있는 대기 중 미세먼지를 음이온이 중화시켜 서로 뭉치게 해 제거하는 것뿐이고, 우리의 건강 효과와는 거리가 멀다"고 강조했다.

라돈 소동, 그동안 우리가 좋다고 알고 있던 건강상식이 오히려 건강을 해쳤고, 과학의 탈을 쓴 사이비과학이 얼마나 우리에게 독이 되었나를 여실히 보여주는 사건이었다. 라돈침대는 음이온에 대한 맹신이 낳은 해괴한 물건일 뿐이다.

# 유전자변형식품,
# GMO가 그렇게 위험한가?

유전자 변형식품, 즉 GMO에 대한 논란이 끊이질 않는다. 특히 대두콩과 옥수수의 대부분을 수입하는 우리에겐 더더욱 그렇다. GMO는 정말로 위험한 식품일까?

GMO란 'Genetically Modified Organism'의 약자로 '유전적으로 변형된(조작) 생물'이라는 뜻이다. 기존 작물에 환경적응성이 떨어지거나 재배가 곤란할 때 그 성질이나 형질을 인위적으로 바꾼 것이다. 이를 포괄적인 단어로 '육종'이라고 한다.

과거 수천 년 동안 인류는 생존을 위해 동식물을 교배하여 우량종을 개발했다. 교배에 의해 수정된 유전자가 무작위로 조합하여 드물게 나타나는 우수종을 선별하는 작업이다. 시간과 비용이 엄청나게 소요되고 많은 선각자들의 각고의 노력이 필요했다. 현재도 그런 작업은 계속되고 있다. 토마토, 사과, 고추, 무, 배추, 심지어 벼까지 육종하지 않는 작물은 거의 없다. 모두 자연적으로(진화) 혹은 인위적으로 교배해서 DNA를 섞어 만든 옛 버전의 GMO인 셈이다.

그런데 이런 어려운 작업을 비교적 간단하게 해결할 수 있는 수단이 나타났다. 소위 '유전자재조합'이라는 기법이다. 교배에 의해 암수 간의 염색체를 섞어 우량종을 개발하던 종래의 육종법 대신 인공적으로 특정 유전자를 열등한 생명체에 삽입하여 형질을 바꾸는 기술이다. 과거 육종법과는 달리 목적하는 유전자(형질)를 선별적으로 도입하여 짧은 시간에 우수종의 선별이 가능하다.

이런 작업은 동물, 식물, 미생물 구분 없이 행해진다. 동물에는 '유전자 가위'라고 불리는 '크리스퍼[3]'로 유전자를 편집하여 질병의 치료가 가능하고, 미생물에는 인간의 유전자를 집어넣어 인간 인슐린과 성장호르몬의 생산도 가능해졌다. 미생물에는 이런 작업이 수없이 이루어져 인류의 복지에 기여하고 있다.

식물에의 적용은 30여 년 전에 시작됐다. 작물의 재배에 장애요인이 되는 해충, 잡초, 추위, 질병에 대한 해결방안이다. 기존 작물에 특정 유전자를 넣어 이런 문제를 해결한 것이 이른바 '유전자조작식물'이다. 한국에 수입되는 콩과 옥수수의 대부분이 이런 작물이다. 대표적인 실례가 제초제에 내성을 나타내는 콩이다. 콩에 관련 미생물 유전자를 도입하여 기존 제초제인 글리포세이트에 죽지 않도록 만든 것이다. 다른 작물에도 당연 이 제초제는 쓴다. 단, 잡초 우거진 논밭에 제초제를 뿌리고 일정시간이 지나 잔류농약이 소멸할 즈음에 곡물을 심어야 한다.

GMO에 대한 위험성이 끊임없이 제기되는 것에 대해 일부 전문가들은 "인류의 멸망이 앞당겨질 것이다, (조각 난 인체를 꿰맞춰 태어난 소설 속 괴물인간 프랑켄슈타인에 빗대서) 프랑켄푸드의 등장이다"는 식의

---

3    CRISPR(Clustered Regularly Interspaced Short Palindromic Repeats), 동식물 유전자의 손상된 DNA를 잘라내고 정상 DNA로 교체, 혹은 어떤 기능을 가진 DNA를 넣어주는 유전자 편집(genome editing) 기술을 의미한다.

공포 분위기를 조성하여 소비자를 지나치게 겁박한다. "논리성이 부족한 추측과 괴담에 근거한 것이 대부분이다. GMO에 대한 오해는 상당 부분 마녀사냥식 거부감에서 비롯된다"는 것이 관련분야를 전공한 자들의 결론이다. 노벨상수상자 100여 명이 GMO 반대 운동을 중단해야 한다고 요청해도 귀를 막는다. 자기가 믿고 싶은 것만 믿고 보고 싶은 것만 보는 편집성 때문이다. 최근에는 미국 학술원이 최고 전문가단을 구성해 지난 20여 년간 발표된 논문 900여 편을 꼼꼼히 분석해 GMO가 안전하며 먹어도 문제없다고 보고서를 냈다.

GMO가 위험하지 않다고 하는 근거는 무엇일까. GMO란 개량하고자 하는 대상 식물에 유용한 특정 유전자, 즉 DNA 한두 조각을 선별적으로 넣은 것이다. 기존의 육종법처럼 어떤 유전자가 무더기로 어떻게 들어갔는지 모르는 경우와는 사정이 다르다. DNA 조각이 유전자의 특정부위에 삽입될 때 일어날 수 있는 문제를 철저한 검사를 통해 안전성을 확보해서 만든다.

이런 변형된 유전자 DNA를 먹는다고 문제가 발생하지는 않는다. 우리가 일상 먹는 동식물의 음식에는 당연 DNA가 들어 있다. 매일 다른 종의 DNA를 끊임없이 먹고 있는데 탈이 나지 않는 이유는 그 유전자와 우리의 유전자와는 아무런 관계가 없기 때문이다. 우리 배 속으로 들어가면 분해되어 한 종류의 영양성분으로 흡수될 뿐이다.

혹자는 식물에다 다른 종류인 미생물 유전자를 넣은 게 문제라고 주장할 수도 있다. 모든 유전자는 네 종류의 핵산염기(A,G,C,T)로 구성되어 있다. 식물이 미생물화하여 괴물이 될 것이라는 걱정인가. 유전자는 단백질을 코딩(암호화)한다. 도입된 유전자로부터 만들어지는 단백질이 그 개체에 거부반응을 보이지 않으면 아무 문제가 발생하지 않는다. 인간의 인슐린 유전자가 대장균에 거부반응을 일으키지 않기 때문에 대량 생산이 가능한 것도 그런 이치다. 인간끼리도 유전자는 많이 다르다. 유전자가 다르면 거부반응이 나타난다. 장기이식에 면역적 합성을 따지는 것은 유전자의 닮음을 따지는 것이다. 어떤 유전자가 얼마나 도입되는지도 모르는 기존의 개량법(교배)에서는 아무런 거부감이 없던 소비자들이 한두 유전자를 넣은 GMO작물은 위험할 수 있다고 꺼림칙하게 여기는 것은 왜인가? 종이 달라서인가? 같은 식물끼리 DNA를 넣고 받은 GMO도 있다.

얼마 전, GMO 재배에 예외 없이 사용되는 제초제 '글리포세이트' 가 뉴스에 나와 소비자들을 두렵게 만든 사건이 있었다. 수입맥주에서 이 성분이 검출되었기 때문이다. 요지는 이렇다. 미국의 소비자단체인 PIRG<sup>Public Interest Research Group</sup>가 자국에서 유통되는 맥주 15종과 와인 5종에 글리포세이트 성분을 검사한 결과, 맥주 1종을 제외한 나머지 제품에서 모두 글리포세이트가 검출됐다. 칭다오 49.7ppb, 버드와이저 27ppb, 코로나 25.1ppb, 하이네켄 20.9ppb, 기네스 20.3ppb, 스텔라 18.7ppb 였다. 이런 소동에 우리 식약처도 나서 "국내 유통 중인 수입맥주 30개 제품을 포함해 총 41개 제품을 검사한 결과 모두 글리포세이트가 '불검출'로 확인됐다"고 밝혔다. 국산 맥주는 보리·밀·홉 등 맥주 원료를 수입할 때 이미 통관 단계에서 글리포세이트 기준치를 넘지 않도록 관리하고 있어 안전성에 문제가 없다고 본다면서 검사 대상에서 제외했다.

그런데 소비자를 헷갈리게 하는 것은 미국의 분석방법과 다르게 측정했다는 사실이다. 식약처의 해명은 "미국이 행한 항원항체반응검사법(ELISA)은 간섭물질의 영향 등으로 실제보다 높은 결과치를 보일 수 있어 국제적으로 잔류농약검사 등 공인된 분석법으로 활용되지 않는다", "국내 전문가 자문회의에서 정확한 분석법이라고 확인한 질량분석법(LC-MS/MS)법을 채용했다", "이 분석법은 국제적 기준에 따라 확립된 시험법인 질량분석법이며 EU·일본 등에서 불검출 수준으로 관리하고 있는 10ppb를 적용했다"는 발표였다. 풀어쓰면 "10ppb의 적용"은 함유량이 10ppb 이하일 경우에는 검출되지 않을 수도 있고 검출되더라도 이 정도의 양은 불검출로 해석할 수 있다는 뜻이다.

미국에서 유통되는 맥주가 미국에서는 검출되고 수입한 한국에서는 검출되지 않았다는 점에서 소비자의 의심을 살 수는 있겠지만, 우려할 만한 양이 아니기 때문에 인체에 무해하다고 볼 수 있다. 유해성분이라고 하더라도 기준치 이하로 검출되면 인체에 영향을 미치지 않는다.

미국 몬산토가 개발한 GMO콩은 이 제초제 성분에만 죽지 않는다. 그래서 개발업자 몬산토는 개량 콩 씨앗을 팔 때 이 농약을 끼워 판다. 다른 제초제를 쓰면 콩도 같이 죽기 때문에 콩을 키우면서 잡초가 나면 이 농약을 뿌려 제거하라고 말이다.

GMO 반대론자들은 글리포세이트가 마치 GMO 식품에서만 검출되는 것처럼 말하지만 글리포세이트는 GMO가 나오기 훨씬 전부터 있어온 것으로 현재 사용되는 제초제의 90% 이상을 차지한다. 따라서 실제로는 맥주에서 검출된 양 정도는 제초제를 사용하는 거의 모든 식품에서 나올 것이 분명하다. 맥주의 원료인 보리는 GMO가 아닌데도 검출되는 걸 보면 말이다.

한 가지 더 안심할 수 있는 근거는 이 농약이 발암물질 '2A군'이라는 점이다. 쇠고기·돼지고기 등 붉은 고기와 뜨거운 음료, 교대 근무 등도 이 그룹에 속하는 걸 보면 인체에 그리 해롭지는 않는 듯하다. 잔류농약 분야에서 세계적인 권위를 가진 JMPR Joint FAO/WHO Meeting on Pesticide Residues은 글리포세이트가 사람에게 암을 유발할 위해성이 낮다고 밝혔다. JMPR은 유엔 식량농업기구와 세계보건기구가 공동으로 운영하는 국제 전문가 단체로 국제식품규격위원회(CODEX)의 농약잔류 허용기준을 설정하고 적합성 여부를 판단하는 역할을 한다.

국제식품규격위원회가 정하는 글리포세이트의 일일 국제허용치는 우리 식약처 1.0ppm, EU 0.3ppm, 미국 2.0ppm, 일본 0.75ppm, 국제식품규격위원회 1.0ppm이다. 가장 많이 들어 있다는 칭다오의 49.7ppb는 일일허용치의 약 1/20에 불과한 양으로 1,000리터 이상을 마셨을 경우에야 문제가 발생할 정도의 극소량이다.

농약 맥주 논란은 일회성 해프닝으로 일단락되었다. 우리가 진짜 걱정해야 할 것은 농약이 아니라 끊지 못하는 알코올이고 담배다.

# 미세먼지, 해결책은 없나?

연일 미세먼지가 극성이다. 1군 발암물질로 지정돼 있을 정도로 위험한데도 대책도 없고 해결 기미도 보이지 않는다. 이젠 일기예보에서도 가장 먼저 언급할 정도로 심각성이 커지고 있다.

미세먼지는 지름이 10마이크로미터($\mu m$)(PM10) 이하, 초미세먼지는 2.5$\mu m$(PM2.5) 이하인 것을 말한다. 주로 자동차, 공장 등을 통해 배출되는 연기, 중국의 황사나 스모그 때 날아오는 먼지 등도 일조한다. 총 미세먼지의 30~50%는 중국으로부터 오는 것으로 알려져 있는데, 계절에 따라서는 70% 이상이 중국 유래로 본다. 그런데 중국은 이를 부정하고 있다.

미세먼지에는 질산염, 암모늄염, 황산염 등의 이온과 탄소화합물, 금속화합물 등이 포함되어 있다. 초미세먼지가 미세먼지보다 나빠 허파꽈리 등 호흡기의 가장 깊은 곳까지 침투하며 혈관으로까지 들어간다. 장기간 노출되면 면역력 감소, 감기, 천식, 기관지염 등 호흡기 질환은 물론 심혈관, 피부, 안구 질환 등의 원인도 될 수 있다. 농도가 높을

---

4    1$\mu m$=0.001mm.

경우에는 인지기능 저하, 동맥경화, 암 등을 유발할 수 있다고도 하나 아직 확실한 원인관계는 확인된 바 없다.

우리 환경부는 미세먼지와 초미세먼지의 농도의 등급을 다음과 같은 수치를 기준으로 나눈다. 미세먼지 농도 '좋음(0~30$\mu g/m^3$)', '보통(31~80$\mu g/m^3$)', '나쁨(81~150$\mu g/m^3$)', '매우 나쁨(151$\mu g/m^3$ 이상)', 초미세먼지 농도 '좋음(0~15$\mu g/m^3$)', '보통(16~35$\mu g/m^3$)', '나쁨(36~75$\mu g/m^3$)', '매우 나쁨(76$\mu g/m^3$ 이상)'의 4단계다.

가정에서 요리 시 발생하는 실내 오염물질이 매년 430만 명의 목숨을 앗아간다는 UN의 조사결과가 나왔다. 환경 전문 기구인 UNEP(유엔환경계획)는 한 해 약 1,260만 명이 환경오염으로 사망하는데 이 중 700만 명이 대기오염에 의한 것이라고 밝혔다. 대기오염 사망자 중 무려 430만 명이 식사를 위한 조리과정에서 배출되는 초미세먼지와 포름알데히드 등의 유해물질 때문에 사망했다고 한다. 이들 초미세먼지와 포름알데히드 등은 국제암연구소에 의해 1군 발암물질로 지정되어 있다. 나머지는 자동차나 공장에서 내뿜는 질소산화물 등 실외 대기오염의 영향으로 사망한 것으로 조사됐다. 가정에서 발생하는 오염물질에 의한 사망수치치고는 믿기 어려울 정도의 높은 통계다. 비흡연자인 가정주부의 폐암 발생률이 높은 것도 조리 행위에 의한 영향이 크기 때문인 것으로 분석된다.

유럽 9개국 30만 명의 암 환자를 대상으로 분석한 결과, 초미세먼지 농도가 5$\mu g/m^3$ 상승할 때마다 폐암 발생위험이 18%, 일반 미세먼지는 10$\mu g/m^3$ 상승에 폐암 발생위험이 22% 증가하는 것으로 나타났다. 초미세먼지 농도가 5$\mu g/m^3$ 증가에 조기사망 확률이 7%씩 커졌다.

미세먼지의 발생원인에 대한 책임공방이 이어지면서 애먼 고등어가 미세먼지의 주범이 되기도 했다. 환경부는 환기가 전혀 되지 않는 85 $m^2$의 주택에서 고등어 한 마리를 구웠더니 실내에 초미세먼지가 대기 중 '매우 나쁨' 수준인 101 $\mu g/m^3$(미세먼지 환경기준 개정 전 수치)의 23배를 초과했다는 실험결과를 발표해 큰 파장을 낳았다. 이는 고등어에 기름 함량이 높기 때문인데, 그중에서도 산소와 반응하여 열분해가 쉽게 되는 불포화지방산 함량이 높은 것이 원인이다. 몸에 좋다는 불포화지방산의 이중 결합은 반응성이 높아 고열에서는 작은 토막으로 분해되어 휘발성 저분자로 변한다. 이 연기 중에는 인체에 유해한 포름알데히드나 아세트알데히드 같은 물질이 다량 들어 있다. 환경부는 이것이 기관지를 거쳐 폐에 흡착되어 각종 폐질환을 유발할 뿐만 아니라 1군 발암물질인 포름알데히드라는 휘발성 유기화합물을 배출한다고 했다. 그 여파로 고등어 소비가 급감하고 발표 닷새 만에 경매가격이 80% 이하로 급락하는 결과를 초래했다. 이에 이해 당사자의 호된 항의를 받고는 이를 수습하기 위해 급기야 종래의 자기주장을 부정하는(?) 이율배반적 논리를 펴기도 했다.

최근에는 국립환경과학원이 대기질 모델 기법을 이용해 국내외 영향을 분석한 결과, 국외 영향이 전국 기준 평균 75% 수준으로 나타났다고 발표했다. 전체 초미세먼지의 3/4이 중국과 몽골, 북한 등 국외에서 유입됐다는 것이다. 이런 덕분에 마스크 제조업자와 공기청정기 회사가 한몫 잡았다. 정도가 더 심각해지면 마스크로 감당할 수 없으니 이제 군에서나 쓰는 방독면이 등장할지도 모르겠다.

또 다른 원인으로는 지천에 널린 연기 자욱한 구이집을 꼽기도 한다. 생선과 육류 등 모든 고기에는 불포화지방산이 들어 있다. 쪄서 먹지 않는 이상 미세먼지는 나오게 되어 있다. 보건당국이 대기 중 초미세먼지의 15%를 발생시킨다는 음식점, 숯가마 찜질방 등을 규제하기 위해 배출 기준을 마련하겠다고 했다. 그러나 법안이 발의된 지 벌써 몇 년이 지났는데도 이해 당사자들의 항의로 제자리걸음을 하고 있다. 미세먼지의 해결책이 시급하지만 쉽게 해결될 것 같지는 않다.

세간에는 이런 속설이 있다. "먼지를 많이 마신 날엔 삼겹살을 먹어야 한다"고. 과학적 근거가 전혀 없는 말이다. 목에 쌓인 먼지를 돼지고기의 기름으로 씻어내라는 뜻이라는데 먼지는 식도에 쌓이는 것이 아니라 기관지나 폐에 쌓인다. 기관지와 식도를 구별 못하는 엉터리들의 주장이다. 오히려 실내에서 굽는 삼겹살로 미세먼지 수치가 엄청나게 높아질 우려마저 있고 돼지고기처럼 지방 함량이 높은 음식을 많이 먹으면 미세먼지 속에 들어 있는 지용성 유해물질의 체내 흡수율을 증가시킬 수 있다는 연구 결과도 있다.

# 살충제 계란 대란의 교훈

얼마 전 조류인플루엔자(AI) 이후 계란 품귀현상이 조금 잠잠해지더니 이제는 살충제 성분이 검출되었다면서 또 한바탕 난리를 쳤다.

문제가 된 성분은 '피프로닐'이라는 농약이었다. 농약은 식품에서 검출되어서도 안 되고 인간이 먹어서도 안 되는 유해물질이지만, 농축산업에서 병충해를 방지하기 위해서는 부득이하게 사용하지 않을 수 없는 물질이다. 그래서 유통되는 식품에는 이런 잔류농약을 엄격하게 규제하고 그 양을 법으로 정하고 있다. 이것이 식품의 안전규격에 나오는 '허용치'라는 것이다.

이 소동은 아니러니하게도 식품에 대한 안전관리가 철저한 유럽(네덜란드)에서 시작됐다. 닭 등 가축에는 이 약품을 사용하지 못하게 되어 있는데도 청소용역업체가 실수(?)로 사용한 것이 문제가 됐단다. 국내에서는 업주가 위험성에 대한 인지 부족으로 사용한 경우라 한다. 닭에 기생하는 진드기 등을 구제하기 위해 살포한 농약이 피부나 먹이를 통해 계란에 유입됐다는 설명이다.

계란 속 피프로닐에 대해 국제식품규격에서 정한 잔류허용기준치는 0.02ppm이다. EU 기준은 이보다 4배 더 엄격한 0.005ppm이다. 기준치는 동물실험에서 유해하다고 인정되는 농도의 1/100 정도로 정한다. 나라마다 기준치는 다르기 때문에 국제 규격과 유럽 간에는 차이가 난다. 기준치 이상을 먹었다고 해서 당장 문제가 발생하는 것은 아니지만 장기간 섭취에 의해 문제가 될 수 있어 먹지 않기를 권하는 양이다.

문제가 된 국내산 계란에서 검출된 피프로닐 양은 0.0363ppm 정도였다. 국제기준을 조금 상회하는 양이다. 60g짜리 계란 하나에 0.002178mg 들어 있다는 계산이다. 60kg 기준 성인에게 독성이 나타나려면 0.54mg을 한꺼번에 섭취해야 하는 것으로 알려져 있다. 단순 계산으로 250개 정도를 한꺼번에 먹어야 건강상 문제가 될 수 있다는 양이다. 국내 계란 정도의 검출량은 전혀 우려할 수준이 아니라는 것이 전문가들의 판단이다.

이번에 문제가 된 네덜란드에서는 잔류량에 따른 인체위험도를 3단계로 구분했다. "0.72ppm을 넘으면 건강에 부정적 영향을 미칠 수 있으니 섭취를 금지, 0.06ppm을 넘으면 어린이가 장기간 섭취하지 않도록, 0.005ppm 이상은 판매는 할 수 없지만 섭취해도 위험하지는 않다"고 정하고 있다.

한국에서는 식약처장이 기준 설명도 없이 먹어도 문제가 없다고 발표했다가 국회에서 호된 질책을 받았다. 정부는 처음에는 "먹지 않는 게 좋다"에서 "먹어도 된다"로 엇갈린 메시지를 내보내 소비자를 헷갈리게 했다. 그래도 국내산 계란에서의 검출량은 네덜란드가 정한 인체위험도에 훨씬 못 미치는 양이라 크게 위험한 수준은 아닌 것으로 보인다. 이 기준으로 치면 문제가 됐던 남양주(0.0363ppm)와 철원농장(0.056ppm)의 계란도 먹을 수 있는 수치이다.

그러나 유해성분이 기준치 이하라 해서 먹어서 좋다는 건 아니다.

계란은 자주 먹는 식품이라 오랜 기간 축적될 경우에는 위험도를 가늠하기가 쉽지 않기 때문이다. 그러나 문제가 된 피프로닐과 비펜트린의 경우는 몸 안에 축적되는 농약이 아닌 것으로 알려졌다. 세계보건기구는 피프로닐을 농약 중 인체에 독성이 심하지 않는 '중등도' 정도로 분류했다. 추가로 검출된 플루페녹수론과 에톡사졸은 피프로닐보다도 한 단계 낮은 약독성 물질로 꼽힌다.

항상 그랬듯 전문가들의 의견은 분분하다. 세종대 모 교수는 "피프로닐이 농약 중에는 안전한 편"이라며 "계란을 먹고 메스꺼운 정도가 아니면 간이나 신장을 통해 분해된다. 다만 이러한 분석은 급성 영향만으로 본 것이라 완전히 안심할 수는 없다"고 말했다. 인하대 모 교수는 "하루 섭취 허용량은 한꺼번에 먹었을 때의 영향을 말하는 것이고 장기적 섭취에 안전하냐는 기준이 다르다. 기준치 이하로도 만성적·장기적 노출이 있을 경우에는 위험성이 있어 소아나 노인에게는 영향을 줄 수 있다. 가습기 살균제를 통한 살균제의 흡입독성이 그 좋은 예다"라고 주장했다.

결론적으로는 아무것도 아닌 걸 가지고 호들갑을 떨었다는 분위기다. 독과 약은 양이 결정한다. 많으면 독, 미량이면 약이 될 수 있다는 것이다. 이것이 호르메시스 이론이다. 보톡스가 그렇고 뱀독, 벌독이 그렇다. 결국 선택은 언제나 소비자의 몫으로 귀결된다. 필자는 평소대로 계란을 하루 한두 개는 계속 먹고 있다.

## 보톡스,
## 세상에서 가장 강력한 독소를 왜 주사 맞나?

보톡스가 피부미용의 아이콘으로 정착한 지 오래다. 초기와는 달리 부작용 사례도 드물고 가격도 비싸지 않아 외모에 관심이 많은 사람들에게 인기 있는 시술 중 하나로 정착했다.

보톡스라는 이름은 미생물 종명인 'Botulinum'의 두문자 'Bo'와 독이라는 의미의 'toxin'의 'tox'를 따온 것이다. 보톡스는 무서운 식중독을 일으키는 보툴리눔균이 생산하는 독소로, 복어의 독인 테트라톡신과 파상풍을 일으키는 테타누스 독소와 함께 대표적인 3대 미생물성 독소로 꼽는다. 이 독소들은 근육 마비와 각종 자율신경계를 차단하여 생명을 잃게 한다. 여기서 복어는 미생물이 아닌데 3대 미생물독이라 하면 의아해 하는 독자도 있겠다. 실은 복어독이 복어에 공생하는 미생물이 생산하는 독이라서 그렇다.

보톡스는 혐기성 미생물인 보툴리눔균이 생산하는 단백질성 독소로 통조림, 소시지 등에서 자주 번식하여 식중독을 일으킨다. 유럽에서 한꺼번에 200명이 사망한 사건도 있었다. 독성이 매우 강해 60kg 성인에 약 12~18나노그램(ng) 정도가 치사량이다. 1ng은 1백만분의 1g으로 눈에 보이지도 않을 정도의 미량이다. 130g, 소고기 1인분 정도로 세계인구 약 70억 명을 전멸시킬 수 있다는 무시무시한 독소이다.

그런데 이처럼 치명적인 독소가 1973년 미국 안과 의사 앨런 스코트에 의해 안구 근육의 지나친 수축을 완화시킬 수 있다는 논문이 발표되면서 질병 치료제로 쓰이기 시작했다. 이후 근육을 일시적으로 마비시키는 작용을 이용해 안면 경련, 뇌성마비 등의 치료제로 사용되었다. 1990년대 이후부터는 눈가, 이마, 미간 잔주름 등 얼굴 주름 개선과 사각턱을 갸름하게 하는 미용성형 분야에 더 많이 활용되고 있다.

최근에는 보톡스의 치료 범위가 상당히 넓어졌다. 다한증, 액취증, 종아리 알통, 편두통, 중풍의 재활, 치열, 신경통, 고혈압, 방광증후군, 눈꺼풀 떨림, 비만, 뇌성마비, 사시, 요실금, 탈모, 비염 등 20여 질병에 효과가 확인되어 가히 선약 취급을 받고 있다.

앞서 독은 미량으로 사용할 경우 약이 될 수도 있다고 했다. 미용 목적으로 사용되는 경우 치사량의 약 1/30쯤 되는 0.4~0.6ng 정도를 투여한다. 그러나 경우에 따라 양이 달라질 수 있어 적은 양이라도 부작용이 나타날 수 있다.

미용에 사용되는 보톡스의 치료 효과는 3~6개월 정도 지속된다. 보톡스가 주사 부위에서 서서히 분해 확산되어 농도가 묽어지거나 없어지기 때문이다. 과잉투여 시 전신 증상으로 구역질, 침 분비 감소, 입마름 현상, 안구건조증, 복시현상, 호흡 약화 등의 부작용이 발생할 수 있다. 얼굴 근육이 굳어져 표정이 자연스럽지 못한 경우도 발생한다. 반복투여 시 보톡스에 대한 항체가 만들어져 효과가 떨어질 수도 있다.

보톡스는 독성물질이라 허가가 까다롭다. 그래서 전량 수입하다가 최근에는 한국에서도 개발되어 가격이 많이 저렴해졌다. 국내 모 회사가 이를 생산하면서 대박을 쳤다. 수요가 점점 늘고 있는 만큼 앞으로도 보톡스의 인기는 지속될 듯하다.

# 멜라민 분유의 기막힌 꼼수

중국에서 멜라민 섞인 분유를 먹고 유아가 죽은 사건이 있었다. 우유 속 단백질의 양을 늘리기 위해 기막힌 속임수를 쓴 범죄이다. 실로 과학적인 수법이라 전문가들도 놀라움을 금치 못했다. 사기꾼이 이런 기발한 발상을 하다니!

그 원리는 이렇다. 물질의 양을 측정할 때는 보통 저울로 잰다. 그러나 물이나 기름에 녹아 있거나 다른 물질과 섞여 있는 경우에는 '정량법'이라는 분석방법을 이용한다. 오줌 속 포도당을 정량하여 당뇨병을 진단하고, 혈액 속의 효소량(GOT, GPT)을 측정하여 간의 손상 정도를 알아내는 것 등이다.

우유의 단백질 함량은 3~4% 정도이다. 이것도 정량법으로 알아냈다. 그래서 우리가 지금 마시고 있는 우유에도 단백질이 이 정도 들어 있을 것으로 여긴다. 그런데 우유통에 물을 부어 양을 늘린다면 맛 혹은 육안으로 구별이 가능할까?

모든 식품에는 규격이라는 것이 있다. 우유는 단백질 함량이 3% 이상이어야 하며 그 이하가 되면 불합격 판정을 받는다. 이런 걸 단속하는 곳이 보건원이고 식약처이다. 우유에 물을 부어 양을 늘리면 걸리지 않는 한 부당이득을 챙길 수 있어 누구나 유혹을 받는다.

식품에 들어 있는 단백질 함량을 측정하는 방법은 까다롭고 어렵다. 시료 속 질소 함량을 측정하여 단백질로 환산하는 소위 '켈달법'이 유일한데 이 방법의 허점을 범인이 교묘하게 이용했다. 단백질에서 차지하는 질소 함량은 평균 16%다. 그래서 시료에서 켈달법으로 측정한 질소량에 16/100, 즉 6.25를 곱하여(이를 '단백계수'라 함) 단백질 함량으로 계산한다. 만약 시료에 단백질 외에 다른 질소화합물이 들어 있으면 함량이 실제보다 높게 나오는 허점이 있는 측정법이다.

문제는 다른 질소화합물이 이 측정 방법에 의해 단백질 함량으로 오인될 수 있다는 것이다. 이를 이용하여 우유에 물을 부어 양을 늘리고는 검사에 걸리지 않게 질소 농도를 맞출 목적으로 멜라민을 넣은 사건이다. 문제가 된 멜라민 분유는 이런 우유로 만든 것이다.

멜라민은 질소 함량이 대단히 높아 무게(분자량)의 70% 정도를 차지한다. 그래서 소량만 넣어도 목적을 달성할 수 있다는 이점이 있다. 즉 단백질이 많이 들어 있는 것으로 오인하게 된다는 것이다.

그런데 이 물질이 물에 잘 녹지 않는다는 걸 사기꾼이 간과했다. 이런 물질을 다량 섭취하면 혈중 멜라민 농도가 높아져 체내에서 결정화가 되기 쉽다. 혈액 속 멜라민을 신장이 걸러내다가 농도가 너무 높아 모래알 같은 결정이 생겨 세뇨관을 막아버리는 결과를 초래했다. 특히 멜라민은 시아누르산[5]과 만나면 결합하여 신장결석의 원인이 되기도 한다. 중국에서 사망한 아기의 경우, 멜라민 첨가 우유로 만든 분유를 젖먹이가 장기간 먹어서 문제가 생긴 것이다. 이로 인해 신장 기능이

---

5　cyanuric acid, 멜라민 유사체인 시아누르산은 멜라민과 같이 개별 독성은 낮으나 방광에 결석 침착을 통해 독성을 유발한다.

망가졌기 때문이다.

우유에 물을 붓고 단백질 함량을 속이려고 한다면 꼭 멜라민을 첨가할 필요는 없다. 가격이 싸고 인체에 무해하며 질소 함량이 높은, 물에 잘 녹는 물질은 여럿 있으니까 말이다. 왜 하필 멜라민을 넣었는지는 모르지만 손쉽게 입수 가능했기 때문일 것으로 짐작이 간다. 물에 잘 녹지 않는 난용성을 사용하여 결국 들통이 났다.

멜라민에 대해 좀 더 알아보자. 비료로 쓰는 요소를 열처리하면 세 분자가 합쳐져 멜라민이 되고, 이 멜라민을 반응시켜 고분자로 만들면 멜라민 수지가 된다. 이것으로 쟁반이나 밥그릇을 만들기도 한다. 바닥에 던져도 잘 깨지지 않아 식당에서 주로 사용한다. 분식집에서 떡볶이를 담아주는 접시를 떠올리면 이해가 빠를 것이다. 이 멜라민 식기를 삶거나 전자레인지에 돌리면 멜라민이 나와 인체에 유해하다는 주장이 있으나 사실이 아니며 소량 먹어서는 전혀 해가 없다. 하지만 다량으로 먹거나 장기간 먹게 되면 성인에게도 문제가 발생할 수는 있다.

국내에서도 중국에서 수입한 멜라민 분유를 과자나 커피믹스에 넣었다고 한때 야단이었다. 그러자 보건당국이 커피에 들어간 양 정도로는 인체에 무해하다고 발표했다. 해를 끼치려면 하루 3,000잔을 먹어야 한다는 웃지 못할 계산도 나왔다.

이 사건은 일과성 파동으로 끝났지만 우리에게도 시사하는 바가 크다. 이렇게 사건이 터질 때마다 잠깐 분노하고 말 것이 아니라 지속적으로 관심을 갖고, 먹거리로 장난치는 업자들에 대한 처벌 또한 더욱 강화해야 할 것이다.

# 구제역은 왜 반복되는가?

구제역 재발 보도가 수시로 나온다. 2000년부터 연례행사처럼 발행하는 구제역은 관계 부처의 대응 미숙이 원인으로 지목돼 빈축을 사기도 했다. 조류독감에 이어 구제역까지 발생하여 축산농가의 시름이 한층 커졌다.

구제역은 동물의 입과 발에 증상이 나타나는 병이라 하여 붙여진 이름이다. 소, 돼지, 양, 사슴 등 발굽이 갈라진 동물(우제류)에 발생하는 1급 전염병이다. 병원균은 RNA 바이러스로 이는 7개(A, O, C, Asia 1, SAT 1, SAT 2 및 SAT형)의 혈청형[6]으로 분류된다. 동물의 입, 코, 유두, 발굽 등에 물집이 생기며 체온 상승, 식욕 부진, 산유량 감소 등의 증상을 동반한다. 공기, 물, 사료 등으로 전파되며 동물 질병 중에서 전염력이 가장 강해 한번 발생하면 경제적 손실이 막대하기 때문에 국제수역사무국에서 A급 질병으로 분류했다. 대부분의 국가가 1급 전염병으로 지정하고 있다.

이 바이러스는 숙주역[7]이 넓고 감염력도 강해 철저한 관리가 요구

---

6    병원균 중에 혈액에 들어가서 각기 다른 항원성을 나타내는 변이주의 종류.
7    바이러스, 세균, 진균이나 기생충 등이 감염할 수 있는 대상 생물의 범위.

된다. 동물에 따라 다르지만 감염 후 증상이 나타나기까지 대개 6~7일 정도 걸린다. 양이나 염소 등은 증상이 경미해 모르고 지나가는 경우가 많아 이것이 오히려 전염성을 키우는 결과를 초래하기도 한다.

감염 후 동물은 증상을 나타내기 전에도 체외로 많은 바이러스를 배출하기 때문에 방역 전에 전파가 쉽게 일어날 수 있어 대책을 더욱 어렵게 한다. 소, 양 등은 호흡기로, 돼지는 소화기를 통해서 감염이 잘 일어난다. 사람에게는 발병 사례가 없으며 전염되지 않는 것으로 되어 있다. 감염된 고기를 먹어도 인체에는 해가 없다. 50℃ 정도의 가열에도 쉽게 사멸한다.

바이러스성 질병은 어떤 경우라도 치료 방법이 없다는 것이 문제다. 발병 10여 일이 지나 스스로 체내에서 항체가 생기는 자연치유를 기다리는 수밖에 없다는 것이다. 치유된 경우에도 번식력 감소, 성장 지연 등의 후유증으로 경제성이 떨어지기 때문에 폐사시키는 경우가 대부분이다.

구제역의 감염을 막는 것은 쉽지 않다. 사료, 물, 공기, 접촉으로 쉽게 옮겨 다니기 때문에 유일한 예방법은 철저한 감염원 차단과 백신접종뿐이다. 백신의 경우에도 바이러스의 혈청형 사이에 여러 변종이 있어 해당 백신의 생산과 선택에는 여러 어려움이 따른다. 한 혈청형 백신은 다른 혈청형에는 면역작용을 나타내지 않아 접종해도 효과가 없다. 심지어 같은 혈청형에 속해도 유전자 서열에 30%까지 차이가 나기도 해 혈청형마다 개별적으로 적용해야 하는 어려움이 따른다.

국가의 정책상 예방접종을 꺼리는 일면도 있다. 일단 예방접종을 실시하면 구제역 통제 불능국가로 낙인찍히는 동시에 청정지역의 지위를 상실하게 되어 수출길이 막히고, 덩달아 국내 소비도 급감하는 딜

레마에 빠진다. 또 백신 가격이 비싸 접종을 꺼리는 경향도 있다. 그래서 발생 초기에는 전파를 막는 데 주력하며 수십만 마리를 한꺼번에 살처분하는 경제적 손실까지 감수하게 된다. 2011년 이후부터는 우리도 백신을 접종하는 정책으로 바뀌어 사전에 대비하고 있으나 그 효과는 그렇게 크지 않은 것으로 드러났다.

발생지역 인근 500m 이내에는 사전 차단을 빌미로 발병하지도 않은 동물을 산 채로 매몰하는 잔인한 처리방법도 문제로 지적된다. 이런 야만적 잔인성은 소유주나 관계 종사자에게 정신적 충격을 주어 그 트라우마로 정신과 치료를 받아야 하는 또 다른 문제가 발생하기도 한다.

우리나라는 1934년 마지막으로 구제역이 발생한 이후 잠잠하다가 2000년 경기도 파주 지역에 다시 발생하여 큰 재산상의 피해를 냈다. 2002년에는 농가 102곳에서 16만 마리를 살처분하는 막대한 타격을 주었다. 2010년에는 340만여 마리의 살처분으로 보상비와 매몰 등의 관리비용에 2조 이상의 경비가 소요됐다.

당시 한국의 우제류 수출 그 당시 실적은 1년에 20억 정도에 불과했다. 수출에 미치는 경제적 손실이 미미하다는 점을 감안한다면 당시 백신 사용 제한 등 정부의 초기 대응 미숙이 지적된다. 호미로 막을 걸 가래로도 막지 못하는 우를 범했다는 비난이다.

최근에 발생한 구제역은 백신접종으로 면역이 되어 있어 걱정이 없다던 보건당국의 발표와는 달리 지역에 따라서는 항체 형성률이 한 자리 숫자에 불과하다는 분석 보고도 있었다.

충북 보은의 경우가 그랬다. 심지어 항체 형성률이 높았다는 곳에서도 구제역이 발생해 '물 백신' 논란도 일었다. 당시 경기 연천에는 A형 항체 형성률이 90%라 했음에도 불구하고 A형 구제역이 발생해 백신에 대한 믿음이 깨져버렸다.

정부의 말을 듣고 제대로 접종했는데도 구제역에 걸렸다는 농가의 하소연이 잇따랐다. 정부가 배포한 접종 매뉴얼에도 문제가 많은 것으로 드러나 기존의 접종 결과 자체를 믿을 수 없다는 말까지 나왔다. 접종 매뉴얼도 통일되지 않고 뒤죽박죽인 것도 문제였다. 거기다 백신 접종에 따른 착유량의 감소, 유산 등의 부작용을 우려해 농민들이 접종을 꺼려하는 부분도 한몫했다.

2000년 이후 8차례 발생한 구제역 관련 처리비용이 3조 3000억 원에 달하고, 최근 3년간 백신 공급에 2000억원이 소요됐다는 통계다. 축산 선진국 덴마크는 1944년 이후 단 한 건의 구제역도 발생하지 않았다. 관리가 얼마나 중요한지를 보여주는 대목이다.

# 냉동인간의 부활은 정말 가능할까?

SF 영화나 드라마 등에서 보는 인간의 냉동기술은 과연 가능할까? 불가능하다고 보는 게 과학계의 중론이다. 그런데 불가능하다고 딱 잘라 말할 수도 없는 뭔가는 있다. 과거 공상영화에서나 보던 허구가 작금 현실이 되어가고 있는 게 한둘이 아니니 말이다.

불치병에 걸렸거나 삶에 대한 집착이 강해 죽기가 억울한 사람들이 의학기술이 발전한 먼 훗날 다시 깨어나 새 삶을 찾겠다는 욕구가 냉동인간이라는 허황된 상황을 촉발했다. 현재 많은 부자와 별난 사람들 등 350여 명의 시체가 영하 196℃로 동결된 채 하염없는 세월을 기다리고 있다. 세계 3대 냉동인간 회사가 보관 중인 숫자가 이 정도이다. 중소업체 등의 통계는 없어 그 숫자는 더 많을 수도 있겠다. 대기자는 수천 명에 이른단다. 국내에서도 2017년에 사업을 시작했다. 신청자가 만만찮다는 소문이다. 과연 현재의, 혹은 미래의 과학기술이 이들에게 제2의 탄생을 선물할 수 있을까.

대체 인간을 어떻게 냉동한다는 걸까? 왜 영하 196℃일까? 이게 정말 가당키나 한 소리인가를 짚어보자. 원리는 이렇다. 동식물이 죽으면 세포 내 효소의 지속적 반응과 외부에서 오염된 미생물의 번식에 의해 부패한다. 이런 변질을 막아주는 방법에는 여러 가지가 있으나 대표적인 것이 저온냉동보관이다. 식품을 보관할 때의 그 원리와 같다. 이때 동결 속도가 빠를수록, 저장 온도가 낮을수록 보존성은 좋아진다. 천천히 얼리게 되면 얼음 입자가 날카로워져 세포막 등이 손상되어 세포는 죽게 된다. 이를 막기 위해 급속냉동하면 얼음 입자가 미세해져 세포의 손상을 최소화할 수 있다. 생선 등의 보관 시에 급속냉동하는 이유이기도 하다. 세포에 손상을 덜 주어 해동 시 세포의 내용물이 흘러나오는 것을 최소화하기 위해서다.

이런 급속냉동 기술은 생각보다 역사가 깊다. 동물의 몸 전체나 기관을 냉동한 것은 아니었지만, 인간의 정자나 난자를 보관한 후에 필요 시 해동하여 수정시키는 기술은 1950년대부터 가능해졌다. 혈액이나 단세포인 유용미생물의 냉동보관은 이미 오래전의 일이다.

그럼 사람의 냉동보관은 어떻게 할까? 인간이 사망하면 체온을 서서히 내리고 섭씨 3℃ 정도의 저온상태에서 혈액을 빼내고 냉동 보존액을 주입한다. 그렇다고 얼지 않는 것은 아니다. 보존액은 결빙 온도를 낮추고 얼음 입자를 곱게 하여 세포의 손상을 최소화하는 정도다. 그런데 인간의 몸속에는 세포간액, 세포내액이 혈액보다 더 많다. 이 액을 전부 보존액으로 치환할 수 있는 방법은 없다. 그러므로 초저온에서 급속냉동하더라도 세포의 손상을 100% 막을 수 있을 것 같지는 않다. 이렇게 보존액의 주입이 끝나면 액체질소로 급속냉동시킨 후, 장기 보존을 위해 영하 196℃의 액체질소 캡슐에 보관한다.

되살릴 때의 과정은 그 역순일 것이다. 액체질소 캡슐에서 꺼낸 후 서서히 온도를 높여 해동, 동결 방지 보존액을 빼내고 혈액으로 대체한 후에, 전기 충격 등으로 심폐소생술을 행하여 심장을 뛰게 하는 방법을 예상한다. 인간에게 아직 이런 행위는 해본 적이 없다. 동물에서조차 성공한 예는 없다.

TV에서 개구리나 금붕어를 보호물질(글리세린 등)에 담갔다가 급속으로 액체질소에서 얼리고는 다시 물에 넣어 되살리는 깜짝쇼를 본 적이 있다. 하지만 이것은 살아 있는 것을 얼린 후 즉시 해동하니 가능한 것이다. 이를 보고 인간에게도 가능할 것으로 생각하면 어리석다. 인간은 살아 있을 때 급속냉동시켜 보관하는 것이 불법이다. 본인이 원해도 살인행위로 취급한다. 모든 경우는 사후에 일어난다.

인간은 누구나 오래 살기를 원한다. "80세에는 아직 쓸 만해서 못 간다고 하고, 90세에는 알아서 갈 테니 재촉 말라"는 가사의 대중가요도 있다. 장수를 꿈꾸는 인간의 본성이 눈물겹다. 구글의 창업자는 인간의 수명을 획기적으로 연장하기 위해 기업을 만들고 1조5000억원을 투자해 500세까지 수명을 연장하는 노화 연구에 돌입했다. 제2의 진시황의 탄생인가. 과연 오래 사는 게 능사일까. 500세가 아니라 100세, 200세만 해도 끔찍하지 않은가.

## 가장 흔한 질병, 감기는 왜 자꾸 걸릴까?

우리는 왜 계속 감기에 걸릴까? 바이러스 질병은 한 번 걸리면 다시는 안 걸린다는데.

감기의 원인균은 예외 없이 바이러스다. 미생물은 보통 곰팡이, 효모, 세균, 바이러스로 분류한다. 앞의 세 종류는 영양분을 스스로 섭취하며 살아가는 단세포 생물이지만 바이러스의 경우는 이런 능력이 없어 오로지 다른 생물의 세포 속, 즉 숙주세포 내에서만 생육하는, 완전 기생성 생명체이다. 크기는 수십 나노미터(nm[8])에 불과하다. 운동성도 없고 먹이도 취하지 않으며, 물질대사도 하지 않는, 혼자서는 생식능력도 없는, 생물 같지 않은 생물이다.

바이러스의 구조는 원통에서 막대형까지 아주 다양하며 캡시드[9]는 몇 종류의 단백질(일부는 당이나 지질)로만 구성되어 있고 내부에는 DNA 혹은 RNA가 염색체로 존재할 뿐이다. 그래서 한때 바이러스를 생물이 아닌 무생물로 분류하자는 논의도 있었다.

그러면 이런 바이러스가 어떻게 증식하여 생육이 가능할까? 여기

---

8   1nm=0.000001mm.

9   capsid, 바이러스의 유전체핵산을 둘러싸고 있는 주로 외각단백질.

에 기막힌 일이 벌어진다. 바이러스에 감염된 세포(숙주세포)는 스스로가 바이러스의 새끼를 쳐주는 희한한 일을 수행한다는 점이다. 바이러스가 일단 대상 생물에 침입하면 감염세포는 자기의 고유기능은 멈추고 오로지 바이러스를 생산하는 일에만 몰두해 수백, 수천 개의 자손 바이러스를 만들어준다. 그런 후에 자기는 죽어터지면서 바이러스 새끼를 세포 밖으로 방출하는 요지경 같은 현상을 벌인다.

방출된 바이러스는 다시 옆에 있는 세포를 감염시켜 같은 사이클을 반복하며 기하급수적으로 수를 늘린다. 결과적으로 숙주세포는 계속 죽어가면서 남의 자손만을 불려주는 잔인한 과정이 진행된다. 이런 일이 반복되어 숙주세포가 계속 죽으면 개체(숙주)도 온전치 못하고 생명을 다하는 운명에 처해질 수 있다. 어떤 바이러스는 숙주 염색체 속에 파고들어 오래 잠복해 있다가 때(?)가 되면 튀어나와 증식형으로 바뀌는 요술을 부리기도 한다. 어떤 것은 숙주 염색체를 변형시켜 병(암)을 일으키고, 또 어떤 것은 생식세포를 통해 자손에게 전달되기도 한다. 바이러스의 전파는 공기, 물, 음식, 접촉 등으로 일어난다. 환경에 노출됐을 때의 내성은 종류에 따라 다르지만 일반적으로 열에 약하다는 공통점이 있다.

바이러스를 치료하는 약은 애석하게도 독감 인플루엔자의 일부를 제외하고는 개발된 것이 없다. 그래서 숙주는 자기가 죽기 전에 면역기능을 작동시켜 항체를 생산해 바이러스를 자동 소멸시키든가, 아니면 예방(백신)주사를 맞아 대상 바이러스에 대한 항체(혹은 기억세포)를 미리 만들어 방비해두는 것밖에는 도리가 없다.

바이러스에는 수많은 종류가 있으며, 이들의 숙주역 또한 아주 다양하다. 숙주역이란 감염할 수 있는 대상 생물을 말한다. 지구상에 존재하는 종류는 수만 아니 수십만 종류가 될지도 모르며, 계속 신종이 만들어져 그 수는 가늠할 수가 없다. 이들 바이러스는 보통 감염대상이 정해져 있기 때문에 아무 개체나 숙주로 사용하지는 않는다. 모든 생물에 각기 기생하는 바이러스가 따로 있으며 심지어 미생물에만 감염하는 종류도 있다.

식물에는 '모자이크 바이러스'가 대표적이며 담배, 감자, 무, 벼 등 모든 식물세포에 특이적으로 감염하는 수많은 종류가 존재한다. 식물이나 미생물에 기생하는 바이러스는 동물에게는 감염되지 않는 특성이 있다.

사람에게 질병을 일으키는 바이러스도 무수히 많아 그 수를 헤아리기가 어려울 정도다. 천연두, 종두, 수두, 간염, 에이즈, 뇌염, 홍역, 감기 등이 모두 바이러스성 질병이다. 바이러스는 일반적으로 숙주 범위가 정해져 있다고 했는데, 흔하진 않지만 사람과 동물에 동시(교차) 감염하는 인수人獸 공통 바이러스도 있다. 몇 년 전 발생한 신종플루(돼지)와 메르스(낙타, 박쥐) 등이 그렇다.

감기 바이러스를 제외한 여타 바이러스는 변종의 출현이 심하지 않아 한번 감염 경험이 있거나 예방주사를 맞으면 항체가 생겨 재차 감염되는 경우는 드물다. 바이러스의 감염 경로는 주로 호흡기관이나 소화계, 비뇨기계, 항문, 눈, 상처가 난 피부, 음식 등이다. 감염된 바이러스는 혈액이나 림프관을 통해 다른 부위로 이동하여 전신으로 번지기도 한다.

바이러스의 종류에 따라 특정기관의 특정세포에만 제한적으로 감염되는 성질을 보이는 것도 있다. 예컨대 헤르페스 바이러스는 입 언저리, 간염 바이러스는 간, 대상포진은 신경, 인플루엔자는 폐나 기관지에 감염하는 식이다.

이 중 우리에게 가장 흔한 감기 바이러스에 대해 알아보자. 감기 바이러스는 다른 바이러스와는 달리 계속 돌연변이가 나타나기 때문에 새로운 변종에 반복해서 감염되면 감기를 평생 달고 살 수도 있다. 그래서 백신 개발도, 사전 대비도 어렵다. 증상이 심하지 않아 감기 때문에 사람이 죽는 경우는 거의 없다는 것이 그나마 위안이다. 한번 걸리면 면역이 생겨 같은 종류에는 다시 걸리지 않는 특성이 있고, 감기에 걸렸을 때에도 보통 일주일 정도 지나면 항체가 생겨 자연히 치유된다. 일주일만 고생하면 낫는다며 끝끝내 병원 가기를 거부하는 사람들이 있는데 아주 억지는 아니다.

감기에는 약이 없다. 병원에서 처방해주는 약은 감기의 원인인 바이러스를 죽이는 것이 아니라 바이러스 감염에 의해 나타나는 발열, 두통 등의 부수적인 증상을 치료하는 대증요법적 약재다. 항체가 만들어질 때까지 우리가 죽지 않고 버티게 해주는 약이라고 보면 된다. 해열진통제, 거담제, 항생제 등이다.

지난겨울에는 인플루엔자가 특히 유행했다. 신종플루를 포함한 독감 바이러스도 감기 바이러스에 속하지만 특수한 종류의 감기에 해당된다. 기관지의 하부 조직이나 폐에 감염하여 심각한 증상을 나타내기 때문에 지독한 감기, 즉 독감이라는 이름이 붙었다. 인플루엔자 바이러스의 경우 타미플루라는 치료약이 개발되어 있으나 모두가 이 약으로 치료되는 것은 아니다.

보통 독감 백신은 바이러스의 항원 몇 종류를 섞어 만든다. 이를 '다가백신多價vaccine'이라 하며 섞는 정도에 따라 여러 종류의 백신이 나와 있다. 백신 제조가 까다롭거나 항체 종류가 많이 섞인 다가백신은 가격이 급등한다. 노인에게 공짜로 맞혀주는 백신은 한두 종류의 독감에 드는 예방주사다.

보통은 그해 유행할 것으로 짐작되는 독감을 예상하고 거기에 해당되는 백신을 만들어 주사한다. 만약 맞은 주사와 일치하지 않는 바이러스가 그해 유행하면 예방효과는 없어진다. 그래서 가격이 비싸지만 예상되는 몇 종류를 섞은 다가백신을 맞아 대처하는 것이 유리하다. 돈을 더 주고 후자를 맞는 사람도 있다.

여담으로 타미플루의 개발과 관련한 비하인드 스토리를 잠깐 언급한다. 타미플루는 중국 토착식물인 '스타아니'라고 하는 열매에서 추출하여 만든 천연물 신약이다. 당시 신생기업에 불과했던 미국 길리어드 사의 부사장인 한국인 김정은 박사가 1996년에 이 약을 처음 개발했다. 구조가 간단하여 화학적으로 쉽게 합성이 가능해 대량 생산이 가능했다.

길리어드 사는 이 약의 임상 1단계를 거쳐 약효를 확인한 후 막대한 비용이 소요되는 2상, 3상은 매출대비 22%의 로열티를 받는 조건으로 스위스 로슈 사에 기술이전을 했다. 이번 신종플루의 대유행으로 대박이 나 당시 중소기업에 불과했던 길리어드 사는 현재 연 매출 수십억 달러에 달하는 굴지의 기업으로 성장했다. 20년의 특허 기간은 얼마 전에 풀렸다. 전처럼 약을 구하지 못해 우리의 주무장관이 제약사를 방문해 통사정하는 시대는 이제 끝났다. 복제약이 나왔기 때문이다.

최근 타미플루 복용 후 환각 상태를 보이는 등의 부작용이 뉴스에 보도되어 우려를 낳기도 했다. 초기에는 타미플루가 원인이라고 지목됐으나 타미플루 복용자의 20~30%만이 종래에 없던 이상행동을 나타내는 것으로 밝혀져 미궁에 빠졌다. 타미플루의 부작용은 아마도 새로 나타난 변종으로 인해 뇌신경에 이상을 초래하는 것이 아닌지 의심하는 쪽으로 쏠리고 있다. 빨리 원인이 밝혀져야 할 대목이다.

## 원전과 방사선의 위협, 우리는 괜찮을까?

한국은 인구와 토지 비율 대비 세계 1위 원전 보유국이다. 좁은 땅덩어리에 위험천만한 원전이 옹기종기 모여 있는 셈이다. 만약 이들이 폭발 사고를 일으킨다면 한국은 세계지도에서 사라질 수 있을 정도다. 원전 사고가 두려운 이유는 폭발 시 방출되는 방사선 때문인데, 우리는 이 방사선에 대해 얼마나 알고 있을까.

먼저 관련용어부터 살펴본다.

· **원소(原素):** 지구상에 존재하는 물질의 기본 요소이다. 지구상의 모든 물질은 원소로 되어 있으며 현재 100여 종류가 밝혀져 있다. 산소, 질소, 수소 같은 것을 원소라 한다. 원소는 각각 질량(무게)을 달리하며 가장 가벼운 것부터 무거운 순으로 번호를 붙이는데 이를 '원소번호'라 부른다. 1번이 수소이고 2번이 헬륨, 80번이 수은이다. 이를 표로 나타낸 것을 원소 주기율표週期律表라 한다. 1번인 수소 하나의 무게(질량)는 1.008달톤[10]이지만 보통 1이라고 표시한다.

---

10   물질의 질량을 나타내는 단위. 1달톤=$1.66 \times 10^{-24}$g.

· **방사성 원소**: 자연계에 존재하는 원소의 몇몇은 항상 일정한 원자량(질량)만을 가지지는 않는다. 같은 원소가 질량을 달리하는 경우도 있다. 예를 들어 수소는 원자량이 1이지만($^1$H), 원자량이 2인 중수소($^2$H), 3인 삼중수소($^3$H)도 자연계에 소량 존재한다. 이들 중수소나 삼중수소를 방사성 원소라 하며 이는 극히 불안정하여 $^1$H로 안정화되려는 성질이 강하다. 그래서 원자핵이 붕괴(핵분열)되면서 안정한 $^1$H로 원자량이 변화한다. 이때 방사선이 방출됨과 동시에 많은 에너지를 내놓는다. 붕괴 속도와 위력은 원소마다 다르다. 원자량이 적고 원소번호가 낮을수록 방사선의 위력과 에너지량은 줄어든다. 핵발전이나 원폭에 사용하는 방사성 물질은 원자번호가 높으며 방사 위력이 매우 크다. 방사성 원소마다 방사선을 방출하는 방사 시간(기간)은 제각각이다(아래 반감기에서 설명).

· **반감기**: 방사성 물질이 방사선을 방출하는(핵분열에 의해 정상 원소로 돌아오는) 능력(방사량)이 반으로 줄어드는 시간을 '반감기'라 한다. 즉 반감기란 방사성 물질이 수명을 다하는 1/2 시간이다. 불과 몇 시간에서 몇백 년까지로 아주 다양하나 원전에 사용하는 것은 긴 것들이 대부분이다. 그래서 방사 기능이 줄어들어 폐기된 것도 조금은 약해졌지만 방사선을 계속 방사하기 때문에 격리·보관해야 한다. 폐기물도 방출이 완전히 없어질 때까지 차폐된 공간(핵폐기장)에 반영구적으로 보관하게 되는 까닭이다. 이런 시설은 공간 확보도 만만찮고 시설비도 막대하게 소요된다.

· **방사성**: '방사선을 방사할 수 있는 성질'을 뜻하는 말로 '방사성 물질(원소)' 혹은 '방사성을 띠는 물질'의 형태로 사용되는 단어이다.

· **방사성 동위 원소**: 같은 원소 중 양자의 수는 같고 중성자의 수가 달

라 질량(혹은 원자량)이 서로 다른 원소끼리를 '동위 원소'라고 부르며, 동위 원소 중에 방사선을 내놓는 불안정한 원소를 '방사성 동위 원소'라고 한다. $^1H$, $^2H$, $^3H$끼리가 동위 원소이며, 이 중 $^2H$, $^3H$가 방사선을 내놓는 방사성 동위 원소이다. 동위란 위치가 같다는 뜻이며 위 3종류의 수소는 같은 원소번호를 가지고 있다는 의미이다. 방사성 동위 원소는 알파선($\alpha$선), 베타선($\beta$선), 감마선($\gamma$선) 등의 방사선을 방출하고 자기는 안정한 원자량을 가진 원소로 변한다. 원자로나 원자폭탄으로 사용하는 방사성 원소는 원자량(질량)이 큰, 즉 원자번호가 큰 원소를 사용한다. 원자량이 큰 방사성 원소일수록 많은 에너지와 방사선을 방출한다. 어떤 원소가 방사선을 방출하고 나면 다른 원소 이름으로 바뀌는 경우도 있다.

· **방사능:** '방사선을 내놓는 능력이 있는 물질'이라는 뜻이다. '방사능이 있는 물질', '방사능 물질(원소)'로 사용하는 것이 정확한 표현이다. "방사능에 피폭됐다" 혹은 "방사능에 오염됐다"는 표현은 잘못된 것이다.

· **방사선:** 어떤 물질이 내놓는 빛(전자파)에는 여러 가지가 있으며 각각이 방사하는 빛을 전부 '방사선'이라 한다. 파장의 폭에 따라 적외선, 자외선, X선과 같이 이름을 다르게 붙인다. 방사선에는 눈에 보이는 것도 있고 보이지 않는 것도 있다. 눈에 보이는 빛을 '가시광선'이라 하며 그 색깔을 '빨주노초파남보' 등으로 부른다.

통상적으로 방사선이라 하면 에너지준위[11]가 높고 인체에 유해한

---

11 양자역학계(원자, 분자, 원자핵 등)의 정상상태가 취할 수 있는 에너지값, 또는 그러한 에너지를 지닌 상태 그 자체.

빛으로 이해하는 경향이 있으나 잘못이다. 아래도 이런 입장에 따라 관련 용어를 사용하기로 한다.

방사선에는 파장이 긴 것부터 극도로 짧은 것까지 아주 다양하다. 파장이 긴 것부터 나열해보면 저에너지광선에 속하는 전자파, 라디오파, 마이크로파, 적외선, 가시광선에 속하는 빨강색, 주황색, 노랑색, 초록색, 파랑색, 남색, 보라색, 고에너지광선에 속하는 자외선, X선, 감마선, 우주광선 순이다.

가시광선을 제외한 다른 빛은 우리 육안으로는 볼 수가 없다. 파장이 길수록 투과 능력이 약하고 에너지량도 감소하는 경향이 있다. 남색 선을 포함하여 이보다 긴 파장의 빛(저에너지광선)은 투과 능력이 약하고 에너지 함량이 낮아 인체에는 거의 해를 입히지 않는다. 자외선(고에너지광선)부터는 에너지 함량도 증가하고 투과 능력도 높아지기 때문에 모든 생명체에 유해하다.

· **X선:** X-ray도 방사선의 일종으로 파장이 짧고 비교적 멀리까지 도달하며 투과 능력도 매우 강하다. 따라서 에너지 함량도 높아 생물세포에 나쁘게 작용한다. 사람의 몸을 쉽게 투과할 수 있어 뢴트겐 촬영(X-Ray 촬영)에 사용할 정도다. 가슴에 필름을 붙이고 등 뒤에다 X선을 방사하면 순식간에 몸통을 통과하여 필름을 감광한다. 필름을 현상하면 빛이 덜 통과한 뼈 부분은 희게 나오고 살 부분은 검게 나와 그 음영으로 병소病所를 판별한다. 이런 X선은 세포 내의 물질을 파괴하고 DNA에 손상을 입히므로 많이 쪼이게 되면 생명에 치명적이다. 필름을 감광할 정도의 소량에 노출하기 때문에 보통 생명에는 크게 지장이 없다. 세포 내 물질이 조금은 손상을 받더라도 질병의 치료 효과가 더 크기 때문에 나쁜 줄 알면서도 하는 수

없이 찍는 것이다. 투과 능력이 다른 방사선만큼 강하지 않기 때문에 촬영기사들은 이런 피해를 막기 위해 1cm 정도 두께의 납으로 된 옷이나 앞치마를 두르고 피폭을 방지한다.

방사선은 우리 몸에 어떻게 작용하고 어떤 피해를 입히는 것일까. 방사선은 체내에 있는 물분자를 분해하여 반응성이 강한 활성산소(·OH)를 방출한다. 이 물질은 전자가 부족한 상태에 있어 주위의 물질로부터 전자를 무차별하게 빼앗아 대상 물질을 산화시켜버린다. 생체 내 유기물질을 망가뜨리고 DNA까지 절단하거나 손상을 주기도 한다. 심할 경우는 생명을 앗아가기도 하고 약할 경우는 DNA에 변이를 일으켜 암을 발생시키는 경우도 있다. 생식세포의 DNA에 변이를 주면 자손에게 잘못된 유전자를 전달케 하여 기형이나 유전병을 초래한다. 일시에 치사량을 피폭하지 않더라도 반복하여 방사선에 노출되면 생명에 치명상을 줄 수도 있다.

다음은 방사선이 사용되는 곳이다. 대표적인 곳이 원자력발전소(원전)이다. 원전은 불안정한 방사성 원소가 비교적 안전한 원소로 바뀌면서 내놓는 에너지를 이용하는 것이다. 방사성 물질이 붕괴(핵분열)되면 방사선의 방출과 함께 엄청난 열이 발생한다. 이 열로 물을 끓이고 그 수증기의 힘으로 터빈을 돌려 전기를 생산하는 것이 원전이다. 청정에너지, 대체에너지로 각광받고 있으나 방사능 유출 시 크나큰 위험성을 동반한다. 방사선을 인체에 쪼이게 되면 세포가 죽거나 큰 피해를 입기 때문에 방사능 유출 사고가 일어나지 않도록 거대한 돔 형태로 이를 차폐한다.

그다음은 원자폭탄의 경우이다. 방사성 원소를 대량으로 일시에 폭발시키면 엄청난 방사선의 방출과 고열, 폭풍을 몰고 와 주위의 건물과 생명체를 초토화시킨다. 방사성 물질이 자연계에서는 천천히 붕괴되면서 방사선을 내놓지만 폭발장치를 이용하여 일시에 붕괴시키면 가공할 만한 파괴력을 발휘하는 핵폭탄이 된다.

의료용으로도 쓰인다. 'X-ray'라는 방사선을 조사하여 병소의 진단에 사용하고, 암의 방사선 치료에도 쓰인다. 암 부위에 집중적으로 조사하여(피폭시켜) 암세포를 죽이는 방법이다. 암세포만 골라서 조사할 수 없기 때문에 부작용을 초래하는 위험성이 동반되기도 한다. '코발트-60'이라는 방사선을 식품에 조사하여 미생물을 살균하고 보존성을 높이는 작업도 행하며, 의료기구 살균에도 쓴다.

연구 목적으로 생체 내 존재하는 물질의 확인이나 검출 시에도 사용한다. 확인하고자 하는 물질에 방사성 동위 원소인 탄소-14, 중수소, 인-32(정상 원소보다 원자량이 큼) 등을 라벨링<sup>labeling</sup>하여 방사선을 내놓게 하고 이를 필름에 감광해 목적 유기물질을 확인하는 방법이다. 여기서 원자량 14인 탄소는 12인 탄소에 비해 불안정하여 핵분열을 하면서 원자량 12인 탄소로 되면서 많은 에너지를 내놓는다. 인산의 안정한 원자량은 31이다. 그래서 실험실에서 어떤 물질(특정단백질이나 DNA 등)의 존재나 장소를 확인하는 실험방법에 대해 '라벨링(표지)한다'라는 말로 표현한다.

실험용으로 사용하는 이들 방사성 원소는 방사 거리가 짧고 에너지 및 투과 능력도 약하기 때문에 그렇게 위험하지는 않다. 그러나 반드시 격리된 장소에서 작업을 해야 하며 보호 장구도 갖추어야 한다.

우리 주위에는 '자연방사선'이라고 부르는 방사성 물질이 항상 존재한다. 침대 매트리스에 문제가 됐던 라돈이 가장 많다. 토양 속에도 있고, 건축 자재에도 섞여 있고, 바닷물에도 존재하며 태양으로부터도 나온다. 그러나 그 양이 미량에 불과하기 때문에 인체에는 큰 영향을 미치지 않는다. 또 세포에 미치는 조금의 손상은 우리 몸의 복구능력에 의해 자연치유되기 때문에 큰 문제는 없다.

그러나 일본 원전 사고의 경우처럼 방사성 물질이 폭발해 먼지같이 비산하여 넓은 범위에 퍼질 경우 이를 막거나 제거하기는 대단히 어렵다. 방사 능력이 없어질 때까지 몇십, 몇백 년을 기다리든가 빗물에 씻겨 나가 희석될 때까지 폐허로 방치할 수밖에 없다. 체르노빌, 일본 후쿠시마 원전 주위는 인간이 언제 다시 살 수 있을지 기약이 없을 정도다.

방사성 물질로부터 거리가 멀어지면 피해는 줄어들지만 강한 방사성 물질이 일정량 이상 몸에 묻거나 음식이나 호흡기를 통해 체내에 들어오면 문제는 심각해진다. 방사선에 피폭되어도 자각증상이 전혀 없기 때문에 더욱 위험하다. 씻어 내거나 배설될 때까지는 방사선의 방출은 계속된다. 방사성 물질이 묻은 사람이나 물체에 가까이 있어도 피해를 받는 것은 마찬가지다.

일본 원전 사고 이후 방사선에 대한 공포감이 크게 증폭됐다. 찬반 양론이 있지만 현 정부는 원전을 포기하는 수순으로 정책을 밀어붙이고 있다. 이를 계기로 노후된 고리원전 1호기가 영구 폐쇄되고 공정이 30% 정도 진행된 5, 6호기의 건설이 일단 중단되기도 했었다. 한국은 전기 생산의 상당부분을 원전에 의존하고 있어, 원전 폐기 시 부족한 전기의 생산을 어떻게 충당할지 우려스럽다. 한국의 원전은 일본식과는 달리 안전성이 확보된 시스템이다. 그러나 최근 포항 지진 등의 재해에 직면하고 보니 우리나라도 더 이상 안전지대가 아니라는 생각이 들어 원전 폐기를 반대할 수만도 없게 됐다. 이 진퇴양난의 고비를 우리 정부는 어떻게 헤쳐 나갈지 귀추가 주목된다.

줄기라 하면 대부분 나무줄기를 연상하겠지만 동물의 세포에도 쓰는 말이다. 사전적 의미는 나무의 중심부분, 즉 둥걸을 뜻한다. 나무의 몸통(줄기)으로부터 가지가 뻗어나가는 것을 빗대서 이렇게 이름을 붙인 듯하다. 한때 '황우석 신드롬'이라 불리며 줄기세포stem cell에 대한 열풍이 대단했다. 한동안 잠잠하던 것이 박근혜 전 대통령, 최순실의 줄기세포 시술설이 나돌면서 다시 관심의 대상이 됐다.

생명체의 시작은 하나의 세포로부터 출발한다. 수정란세포가 계속 분열을 거듭하여 일정한 세포 덩어리가 되고, 각각의 세포는 앞으로 자기가 담당할 기능세포로 변하게 된다. 즉 각 세포는 간, 심장, 뇌 등의 기관으로 분화할 수 있는 소임을 맡게 된다는 뜻이다. 이때 각 기관으로 분화가 일어나지 않은 전단계의 미분화 세포를 '줄기세포'라 한다.

수정란세포의 분화과정은 암컷의 자궁 속에서 일어나는 것이 정상이다. 그런데 분화 직전 단계까지의 줄기세포는 시험관 속에서도 키울 수 있다. 이렇게 키운 줄기세포로부터 각각의 기능을 담당하는 세포를 인위적으로 떼어내어 따로 배양하면 그 세포는 고유(심장, 간 등)의 기능을 가지는 세포 덩어리로 성장한다. 시험관에서 심장이나 간 등의 형태로는 되지 않지만 이 기능세포 덩어리를 손상된 조직에 주입하면 원

266

래의 기능이 회복된다는 이론에 근거한 연구이다. 오해하지 말아야 할 것은 이런 줄기세포 덩어리를 시험관에서 계속 키운다고 해서 거기서 완전한 심장이나 간의 형태가 나오지는 않는다는 점이다.

여기서 놀라운 사실은 줄기세포가 될 수 있는 세포는 수정란뿐만이 아니라는 것이다. 바꿔 말하면 새 생명의 탄생은 난자와 정자의 수정으로만 가능한 것이 아니라 다음에 설명하는 핵치환 줄기세포나 역분화 줄기세포로도 가능하다는 점이다. 수정란으로부터 새 생명이 탄생하는 것이 자연의 섭리고 윤리적이라는 것은 맞다. 하지만 이런 자연의 법칙이 작금에 와서는 깨질 위험성이 높아졌다는 것이 매우 충격적으로 와닿는다.

줄기세포는 분화 능력에 따라 몇 종류로 나뉜다. 크게는 장기로 분화할 수 있는 '배아 줄기세포(수정란, 핵치환, 역분화)'와 특정세포로만 분화 가능한 '성체 줄기세포(골수, 제대혈, 지방)'로 분류된다. 줄기세포의 종류와 그에 대한 개략적 내용을 설명한다.


### 첫째, 수정란(배아) 줄기세포

'배아'란 수정란 등이 한 번 이상 세포분열을 시작한 시기로부터 하나의 개체로 분화되기 전까지(발생 초기단계의 세포 덩어리)를 말한다. 수정란 줄기세포는 난자와 정자를 시험관에서 수정시켜 만든 세포이다. 자궁에 착상시키면 시험관 아기가 되고, 시험관에서 전기적 자극 등 적당한 조건을 부여하면 줄기세포로 자란다. 그러나 수정란 줄기세포에는 남녀의 유전 정보(염색체)가 뒤섞여 있기 때문에 이것으로 만든 배양 줄기세포는 남녀 어느 쪽과도 유전적으로 일치하지 않는다. 일치하지 않는다는 것은 면역적합성이 낮다는 뜻인데 이런 세포가 몸에 들어

오면 그 세포는 체내에서 거부반응이 일어나 파괴되고 만다. 수정란 줄기세포는 이런 현상 때문에 응용성에 한계가 있어 핵치환 줄기세포에 목을 맸던 연유다.

### 둘째, 성체 줄기세포

줄기세포는 위와 같은 수정란으로만 만들어지는 것이 아니라 우리 몸속에 이미 소량 존재하고 있기도 하다. 이것이 바로 성체 줄기세포라는 것이다. 여기에는 골수 줄기세포, 제대혈 줄기세포, 지방 줄기세포 세 종류가 있다. 시험관에서 배양하면 몇 종류의 장기臟器세포로 분화 가능하다. 그래서 자궁에 착상시켜도 새로운 생명체의 탄생(복제)으로는 발전하지 않는다.

골수 줄기세포는 골수 속에 있으며, 백혈병에 걸렸을 때 조혈세포로의 분화를 위해 자주 사용된다. 이 세포는 혈액, 신경 관련 등 몇 가지 세포로만 분화 가능하기 때문에 다른 장기에는 적용할 수 없다는 한계가 있다. 물론 그것도 면역적합성이 맞는 사람에 한해서다. 백혈병 환자가 자기와 맞는 골수를 찾기 위해 애쓰는 모습을 많이 본다. 과거 미국에 입양된 성덕 바우만 군에게 한국의 어느 군인이 미국까지 가서 골수를 기증한 미담도 있었다.

제대혈 줄기세포는 탯줄에 있는 줄기세포를 말한다. 아기가 태어날 때 탯줄의 혈액 속에는 줄기세포가 포함되어 있다. 이 세포는 자기세포라 면역적합성이 일치한다. 이 줄기세포도 분화할 수 있는 범위가 넓지 않아 사용에 제한이 있다. 혈액 관련, 뼈, 관절, 신경세포 등으로 분화될 수 있는 정도다. 이 아기가 장래 이와 같은 병에 걸릴 위험성을 염두에 두고 제대혈을 영구보존해주는 회사도 있다.

268

지방 줄기세포는 지방을 저장하는 지방세포의 일종이다. 가장 연구가 활발하다. 복부나 지방층에 상당한 비율로 발견되지만 분화 정도가 제대혈이나 골수 줄기세포 등과 비슷한 성향을 보여 사용에 제약이 있다. 분리하기가 비교적 쉬워 일반 병원에서도 줄기세포 치료를 한다면서 환자를 유혹하기도 한다. 개인병원에서도 성형이나 미용 관련 치료용으로 과대선전하고 있으나 대부분 불법시술이라 주의를 요한다. 채취한 줄기세포를 그냥 주사하는 것은 합법이나, 배양하여 세포수를 늘리는 것은 법으로 금지되어 있다. 배양 중 변이(암세포화) 등의 우려가 높기 때문이다. 모든 줄기세포의 배양에서 이 문제가 앞으로 해결해야 될 주요과제로 남아 있다.

### 셋째, 핵치환 줄기세포

황우석 박사가 한국을 벌집 쑤시듯 발칵 뒤집어놓은 바로 그 줄기세포이다. 앞서 설명한 수정란 줄기세포는 면역적합성 때문에, 성체 줄기세포는 분화될 수 있는 조직의 한계성 때문에 응용범위가 제한적이라 했다. 그래서 핵치환 줄기세포가 관심의 대상으로 떠올랐다. 이는 난자 속에 있는 핵(염색체)을 제거하고 여기에 특정인의 세포핵을 주입하여 유전 정보를 완전히 바꿔버리는 연구다. 이렇게 하면 그 세포는 제공(공여)한 사람의 유전자와 100% 일치한다. 동시에 면역적합성이 일치하여 장기나 세포이식 시에 거부반응이 전혀 없다는 장점이 있다.

그런데 이렇게 만든 핵치환세포는 수정란세포에 비해 시험관에서 배양하기가 매우 어렵다는 문제가 있다. 몇 번 정도 세포가 증식(분열)하면 그 이상 불어나지 않고 죽어버리기 때문에 줄기세포로까지 이르지 못한다는 것이다.

황우석 박사는 앞선 연구자들이 수없이 이 연구에 실패했는데도 본인이 세계 최초로 성공했다고 거짓논문을 작성해 문제가 됐다. 성공은 못했지만 연구는 상당부분 진척된 것으로 보였다. 그때 만약 섣불리 논문 조작을 하지 않고 연구가 계속되었더라면 우리가 먼저 이 연구에 선도적인 지위를 유지했을 가능성이 높지 않았을까도 싶다.

### 넷째, 역분화 줄기세포(유도 만능 줄기세포)

우리 몸의 조직을 구성하는 세포는 그 조직의 고유기능만을 수행한다. 이른바 간세포는 간 기능만을, 피부세포는 피부세포만의 기능을 한다는 것이다. 그렇다고 해도 각기 기능이 다른 세포의 핵 속 DNA(유전자)는 서로 다르지 않다. 간의 기능을 하는 DNA도 피부세포에 있다는 것이다. 그러면 왜 피부세포는 간의 기능은 하지 않는 걸까? 수정란의 분화과정에서 해당 조직의 기능에 필요 없는 유전자 부분은 자물쇠로 잠가버렸기 때문이다. 쉽게 말해 유전자가 있기는 한데 그 기능을 못하게 억제했다는 뜻이다.

그런데 불행인지 다행인지 모르겠지만 결국은 인간이 시험관 속에서 이 자물쇠를 푸는 방법을 알아내버렸다. 즉 체세포에 몇 개의 특정 유전자나 단백질을 주입하면 정상세포가 줄기세포로 전환한다는 것이다. 자물쇠를 인위적으로 푼 이 세포를 역분화 줄기세포(유도 만능 줄기세포)라 부른다. 일본인이 최초로 알아냈고 한국인이 이 방법을 보다 간단히 하여 일약 유명해졌다. 이 업적으로 일본 교토대학 야마나카 교수가 2012년 노벨생리·의학상을 탔다.

이렇게 되면 아무 세포나 떼어내어 조작을 가해 배양하면 줄기세포가 되어 목적하는 장기의 세포 덩어리를 얻을 수 있게 된다. 자기세포로부터 만들면 면역적합성 문제도 없어진다. 줄기세포의 조제에 가장 좋은 방법으로 받아들여지고 있다. 연구가 활발히 진행되고 있고 일본 정부도 국책사업으로 이를 지원한다.

이와 관련해 2014년에 큰 해프닝이 있었다. 야마나카 교수의 방법이 복잡하여 이를 단순화했다는 논문이 그 유명한 『네이처』에 발표되어 큰 반향을 일으킨 것이다. 그것도 약관 30세의 일본 여성이 연구를 주관하여 세계적 신데렐라가 되는 것처럼 보였다. 그런데 얼마 지나지 않아 논문이 조작되었다는 것이 탄로나 황우석의 전철을 밟았다.

앞으로 해결해야 할 문제는 많지만 역분화 줄기세포 연구가 활발해지면서 자기세포를 가지고 자신의 장기세포를 만드는 날도 머지않았을 것으로 보인다. 오래 산다고 좋기만 할까. 지금도 고령화사회의 피폐를 걱정하고 있고 현재 그 부작용이 나타나고 있는데도 말이다. 일본의 성인용 기저귀 판매량이 유아용을 앞질렀다는 기사를 접하고 소름돋는 경험을 한 것이 아마 필자만은 아닐 것이다. 장수가 지나치면 국가의 재앙이 될 거라고 주장하는 사람도 있다. 한국은 지금 어떠한가.

## 부모가 헷갈리는 시대, 진짜 부모는 누구인가?

엄마, 아빠의 기준이 모호해졌다. 낳아준 엄마와 키워준 엄마, 이런 고전적인 의미로 따지는 것이 아니다. 과학의 발달로 부모의 판별이 헷갈리는 시대가 되었다는 말이다. 생물학적 부모도 있고 그냥 키워준 부모도, 자궁을 빌려준 부모(대리모)도 있다. 두 엄마에 한 아빠라는 것도 있어 도무지 뭐가 뭔지 헷갈린다. 심지어 복제아기도 있고 맞춤아기도 있다. 결혼도 하지 않은 여성이 정자은행으로부터 정자를 분양받아 출산해 아빠가 누구인지 모르는 경우도 있으며, 민망하게도 엄마이면서 할머니가 되고 아빠이면서 할아버지가 되는 경우도 있다. 무슨 그런 망발이냐고? 아기를 낳지 못하는 딸의 대리모 역할을 한 친정엄마, 무정자증인 남편 대신 시아버지의 정자로 애를 얻은 경우가 그렇다.

심지어 부모가 없는 아기도 있다. 체세포 2개로 하나는 정자, 또 하나는 난자로 만들어 태어나는 아기도 기술적으로 가능해졌기 때문이다. 내 머리카락세포(아무 세포나) 2개로 난자와 정자를 만들어 수정하고 대리모의 자궁에 착상시켜 태어난 아기는 누가 엄마고 누가 아빠인가? 내가 아빠도 되고 동시에 엄마도 되는 건가?

윤리가 어떻고 자연의 섭리가 어떻고, 신에 대한 도전이니 하는 말이 무색할 지경이다. 시대가 바뀌면 윤리도 바뀌는 법. 신에 대한 도전도 유신론자에게나 통할 뿐이다. 물론 좋은 의미에서 행해지는 행위들이긴 하지만 결코 그냥 넘어갈 수 없는 문제이다. 하나하나 짚어보자.

· **생물학적 부모:** 난임이나 불임부부가 타인의 정자나 난자를 빌려 태어난 아기의 경우에 해당한다. 체외수정이나 인공수정으로 수태를 시킨다. 정자를 빌렸을 경우는 인공수정, 난자를 빌린 경우는 체외수정으로 한다. 이때 빌려준 쪽이 생물학적 부모다. 확대해석하면 이 경우도 부모는 세 명이다.

· **대리모:** 임신이 불가능할 때 타인의 자궁만 빌리는 경우이다. 부부의 난자와 정자를 채취하여 시험관에서 수정시키고 대리모의 배 속에 착상시켜 임신하는 방법이다. 대부분 금전이 오가는 경우가 많다. 법적으로 허가된 나라가 몇몇 있어 원정출산도 잦다. 출산하고 대리모의 마음이 바뀌어 분쟁도 자주 일어난다. 이것도 형식상 부모가 셋이 되는 셈이다.

· **복제아기:** 복제인간이라고도 한다. 세포핵을 치환하는 방법이다. 모든 생물의 형질은 유전자(DNA)가 결정하기 때문에 유전자 제공자가 자손의 형질을 결정한다. 정상적 난자와 정자를 수정시켜 태어난 아기는 부모 양쪽의 유전 형질을 물려받는다. 복제아기는 난자로부터 엄마의 유전자를 제거하고 복제하고자 하는 인간의 체세포 유전자(핵)를 삽입하여 태어난 경우다. 이러면 핵 제공자의 형질을 100% 물려받게 된다. 현재로도 기술적으로는 가능하나 아직 태어난 아기는 없다. 이를 법적으로 허용하는 나라가 없기 때문이다. 이때도 난자는 제공받는 경우가 대부분이고 자궁을 빌려주는 엄마는 따로 있다.

동물의 경우 자주 행해지는 방법이다. 자식같이 키우다 죽은 애완견의 세포를 남겼다가 똑같은 개를 복제하고, 멸종된 늑대를, 심지어 얼음 속에서 썩지 않고 있던 맘모스까지도 복제한다고 부산이다. 황우석 박사의 핵치환 줄기세포와 조제방법이 비슷하다. 불특정 난자를 빌려 그 속 유전자(n)는 제거하고 복제대상의 체세포 유전자를(2n) 집어넣어(핵치환) 자궁에 착상시키면 복제아기가 되고 시험관에서 키우면서 줄기세포로 성장한다는 실험원리다.

· **맞춤아기**: 태어날 아기를 미리 디자인(편집)하여 목적에 부합하는 인간을 만든다는 뜻이다. 이미 완성된 인간의 게놈$^{Genome}$ 지도를 참고로 하여 특정유전자의 구조를 바꿔 새로운 형질을 부여하는 방법이다. 보통 부모에게 치명적 유전질환이 있을 경우 적용될 수 있다. 아니면 태어날 아기에게 특수능력을 부여할 목적으로 관련유전자를 변형시킬 수도 있다. 머리 좋은 아기, 잘생긴 아기, 눈이 파란 아기, 머리카락이 금발인 아기 등등이 이론적으로는 가능해졌다는 것이다.

수정란을 채취하여 혹은 체외수정란에 특정효소를 사용해 변이가 일어난 결함유전자를 잘라내고 정상유전자로 치환(대체)하는 '크리스퍼'라는 방법이다. 얼마 전 중국에서 에이즈와 관련한 유전자를 편집하여 에이즈에 걸리지 않는 아이를 출산했다는 보도가 있었다. 아직 법으로 금지돼 있어 해당 연구자는 윤리적 문제 등으로 몰매를 맞고 있다.

· **두 엄마 한 아빠**: 얼마 전 세상을 놀라게 한 뉴스다. 새로 태어난 아기에 엄마가 둘이라고 했다. 난자에 유전적 결함이 있는 여성이 유전자 조작을 가해 정상 아기를 얻는 방법이다. 난자 속 염색체 유전

자는 정상이라도 그 속 기관인 미토콘드리아의 유전자에 이상(변이)이 생기면 각종 유전질환이 발생하여 치명적이 되는 경우가 있다. 그래서 타인의 정상 난자를 빌려 미토콘드리아 속 유전자를 추출한 후 그것으로 바꿔치기한다는 것이다. 그러면 새로 태어난 아기는 친엄마와 아빠의 염색체 유전자에다 제공받은 타인의 미토콘드리아 유전자를 갖게 된다. 이런 경우에 대한 여러분의 생각은 어떤가? 유전적 유산인 핵을 물려준 쪽이 진정한 부모일 텐데, 인간이기를 특정짓는 형질하고는 관계없는 눈곱만 한 미토콘드리아 유전자만 제공한 쪽도 동시에 엄마라 할 수 있을까. 참 판단이 어려운 부분이다.

· **남녀가 필요 없는 아기 탄생**: 쇼킹한 일도 벌어졌다. 시험관에서 정자도 난자도 만들 수 있다는 것이다. '시험관 배우자 형성'이라는 기술이다. 체세포를 생식세포로 변환시킨 뒤 인공정자와 인공난자로 성장시켜 수정하게 한 후 이를 자궁 안에 이식해 출산하는 방식이다. 본인의 세포 2개로도 가능하고 타인의 것도 상관없다. 불임 남편의 체세포로도, 동성커플도 아기를 가질 수 있다. 홀로된 여성이 죽은 남편이 사용했던 빗으로부터 머리카락 세포를 채취해 아기를 낳을 수도 있다는 것이다. 그러나 윤리적으로 금지되어 있어 실현가능성은 낮아 보인다. 기술적으로 완성단계에 있다는 것에 불과하다.

앞으로도 이런 기술들을 받아들일지는 미지수다. 과학자들은 사회적으로 큰 충격을 몰고 올 이 기술이 인류사회에 어떤 영향을 미치고, 의학적으로는 어떤 도움을 줄 것인지에 대해 논의를 서둘러야 할 것으로 보인다. 하루빨리 전 지구촌에 통하는 윤리강령을 만들어 인간의 원초적 금기에 도전하는 무모한 짓은 막아야 한다는 것이 중론이다. 그래도 누군가의 반칙이 두렵다. 이러다 혹시 프랑켄슈타인이 태어날지도 모르겠다.

# 살균제,
# 몸에 나쁘지 않은 게 없다

가습기살균제가 우리 사회에 큰 상처를 남겼다. 보건당국에 따르면 2013년 7월부터 2015년 4월까지 가습기살균제로 폐섬유화증이 확인된 사람은 221명, 이 중 사망자는 95명에 달한다고 했다. 한편 환경보건시민센터에 접수된 피해자는 4,486명, 이 중 사망자가 919명으로 서로 다르게 집계됐다. 특히 어린아이들의 피해가 컸다. 폐 세포가 살균제의 독성에 망가진 것이 원인이다. 빈대 잡다가 초가삼간 태운 격이다.

살균제란 미생물을 죽이는 물질로 정의한다. 시중에 사용되는 살균제는 정도의 차이는 있겠으나 인체에 해롭지 않은 것이 없다. 미생물은 단세포생물이지만 세포의 구조나 생리기능이 인간세포와 별반 다르지 않기 때문에 미생물만 선택적으로 골라 죽이는 살균제는 그렇게 많지 않다.

살균제는 대부분 인체에 유해하므로 주위 환경의 소독이나 병해충 구제에 한정된다. 그래서 직접 사람이 먹거나 흡입하지 않는 범위 내에서만 사용이 허가되고 호흡기나 식도로 유입될 위험성이 있는 경우에는 극도로 사용을 제한한다. 이런 가습기살균제가 왜 우리나라에서만 유독 허용된 걸까. 관계당국의 무지에서 온 건지, 업자의 농간인지 확실히 밝혀야 할 대목이다.

　항균제라는 것도 있다. 미생물의 생육을 억제하는 물질이다. 살균제처럼 미생물을 죽이는 정도는 약하지만 증식을 억제하여 생육을 막아주는 물질의 총칭이다. '죽이지' 않고 '막아주는' 물질이라고 하니 인체에 무해한 것처럼 여겨지는 걸까. 독성식물이 흔한데도 식물에서 뽑은 천연항균제라 하면 다들 좋을 것으로만 생각한다. 그러나 항균필터, 항균세제, 탈취제, 방향제, 보존제 등에 사용하는 천연항균제도 장기노출되면 인체에 유해하다는 미 FDA의 발표가 있었다.

　보존제로 사용하는 식품첨가물에 대한 유해성 논란은 해묵은 과제다. 유해성이 우려되는 보존제(방부제)를 첨가하는 것은 인체에 미치는 영향보다 식품의 변질을 막아 인간의 공익에 더 유리하다는 판단에서 나온 고육책이다. 이들 보존제의 첨가량에도 제한을 가하는 걸 보면 인간에게 무해하지 않다는 건 사실이다.

　살균제, 항균제와는 전혀 다른 작용원리로 미생물의 생육을 억제하는 항생제도 있다. 미생물을 살균하여 즉각 죽이는 것이 아니라 동물세포와 조금 차이 나는 부위에 작용하여 성장을 멈추게 하는 물질이다.

　사람에게는 없는 세균의 세포벽 합성을 저해하는 물질이 페니실린계이고, 사람과 조금 다른 단백질 합성계에 작용하여 성장을 억제하는 것이 스트렙토마이신 등이다. 이를 항생제라 한다. 이런 물질은 박테리아(세균)에만 선택독성을 나타내고 사람에게는 해롭지 않다. 그래서 항생제가 아주 이상적인 살균제 혹은 항균제라고 볼 수 있겠으나 이는 식품 등의 보존이나 살균제로는 사용이 불가능하다. 항생제의 잦은 사용이 내성균의 출현을 유도하기 때문에 식품에의 사용이 법으로 금지되어 있어서다. 치료용만으로도 내성균의 출현(슈퍼박테리아)이 잦아 문제가 되곤 한다. 의사의 처방 없이는 구입할 수 없을 정도로 관리가 철저해졌다. 인체에 무해하면서 미생물만을 골라 죽이는 살균제는 항생제 외에는 없다.

인체에 해롭지 않은 먹을거리의 유일한 살균법은 가열(끓이는)이다. 물론 방사선이나 자외선으로 살균하는 방법이 있긴 하지만 자주 사용되지는 않는다. 이들도 직접 닿으면 인체에 크게 해롭다.

시중에 유통되면서 무해할 것으로 인식되는 각종 항균제, 방향제, 탈취제, 항균필터 속 등의 물질도 흡입하면 유해하다. 이들 간에 독성의 차이는 있지만 독성이 낮은 물질도 반복, 과잉 흡입하면 인체에 해롭기 때문에 주의를 요한다. 그런데 우리는 이들을 마치 무해한 것처럼 매일 사용하고 있다. 이런 제품들의 소비는 점점 늘어날 전망이다. 믿고 사용할 수 있는 제품을 개발하고, 허용 기준치를 강화하는 등 정부 차원의 제재가 이루어져야 가습기살균제와 같은 사태가 재발되지 않을 것이다.

# 플라스틱 공포,
# 사실인가 과장인가?

얼마 전 일간지에 충격적인 사진이 실렸다. '북태평양의 미드웨이라는 섬의 바닷새 알바트로스 어미 새가 새끼에게 게워 먹인 건 플라스틱 쓰레기였다'는 타이틀의 미 환경작가 크리스 조던의 사진이었다. 자주 언론에 오르내리는 플라스틱의 공포, 과연 지구의 종말을 앞당길 것인가. 조금은 오버한 면이 있는 것 같아 짚어본다.

우리가 무심코 버리는 플라스틱이 논란의 와중에 있는 미세먼지에 이어 또 하나의 공포로 떠올랐다. 태평양 한가운데에 거대한 '쓰레기 둥둥 섬Great Pacific Garbage Patch'이 생겼다는 것이다.

전 세계에서 버려진 쓰레기가 해류를 타고 모인 것이라 했다. 현재 면적은 70만km², 또는 155만km²라고 하는 등 의견이 분분하다. 한반도(22만km²)의 3.2~7배에 해당하는 넓이다. 지금과 같은 속도로 플라스틱과 알루미늄 캔, 비닐 등이 쌓인다면 머지않아 '쓰레기 대륙'이 생길 것이라는 예측이다. 지구의 종말을 자초할 것이라고도 우려한다.

쓰레기를 대량 수거해 부착된 라벨을 확인한 결과 일본어로 쓰인 것이 30%, 중국어로 쓰인 것이 29.8%였다. 아시아에서 북태평양 방향으로 흘러가는 구로시오 해류가 이를 실어 나른 것으로, 일·중 외에 12개의 다른 언어도 확인할 수 있었다고 한다. 아마 한국도 이에 지대한 공헌(?)을 했을 터이다.

그런데 세계에서 일회용 플라스틱을 가장 많이 사용하는 나라 미국 것은 왜 없을까. 바로 해류 탓이다. 이런 쓰레기 섬은 태평양뿐만 아니라 규모는 작지만 북대서양, 인도양, 남태평양, 남대서양 등 환류가 흐르는 곳에 4개 이상 존재한다는 사실이 확인됐다. 보나 마나 여기에는 'Made in USA'가 태반일 게다.

아이러니하게도, 이러한 문제가 보는 관점에 따라 다를 수도 있겠지만, 세계 환경운동가에 의해 희화되고 있다. 유엔에 쓰레기 섬을 국가로 인정해 달라는 신청서를 내 국가명을 '쓰레기 섬<sup>Trash Isle</sup>'으로 정했으며, 미국의 전 부통령 앨 고어는 이 국가(?)의 1호 국민이 되고 여권까지 소지했다고 한다. 화폐도 만들고 우표까지도 발행했다고 하니 조금은 우스운 일이 아닌가. 혹자는 치열한 환경운동이라 할 수도 있겠으나 그 심각성을 훼손하는 엉뚱한 행동으로, 어떤 면에선 조롱거리로 비치는 측면도 있다.

일부에서는 장차 지구가 플라스틱 더미에 뒤덮일 가능성을 우려한다. 우리 주위에 지천으로 널려 있는 플라스틱은 썩지 않아 생태계를 파괴한다는 것이다. 쏟아지는 양을 감당할 수 없다는 것이 문제다. 얼마 전 플라스틱을 잘 분해하는 미생물이 일본에서 발견됐다고 부산을 떨었으나 뚜껑을 열어보니 별로 기대할 것이 못 된다고 했다. 얼마 전 한국에서도 그랬다. 그 많은 플라스틱을 구별 없이 분해하는 것도 아니고 분해 속도도 그렇게 빠르지 않기 때문이다.

또 하나의 문제는 인체에 미치는 영향이다. 플라스틱은 발에 채고 부딪쳐 물리적 힘에 부서지고 가루가 된다. 5mm 미만의 작은 플라스틱 조각을 미세플라스틱이라 하고 크기가 마이크로미터 혹은 나노미터 수준까지 작아지면 초미세플라스틱으로 분류한다. 이런 미세플라스틱이 생리적으로 인간의 건강을 위협할 수 있다는 것이다. 우리의 일반 먹거리에서, 혹은 동물들이 먹이로 오인해 섭취하면 초미세플라스틱이 혈관으로 파고들고 조직에 들어가 심각한 영향을 미칠 것이라는 우려다. 그러나 아직 그럴 가능성만 말할 뿐 확실한 근거는 없는데도 이를 과장하는 부류가 있어 우려를 더하고 있다.

또 유명해지려는 비양심가의 공명심도 문제다. 미세플라스틱이 농어의 장 폐색을 유발하며 성장 등에도 악영향을 미칠 수 있다는 논문이 2016년 저명한 국제학술지 『사이언스Science』에 발표돼 충격을 주었다. 가짜였다. 저자의 소속인 웁살라대학 윤리검토위원회가 조사에 나섰고, 문제가 발견돼 연구팀은 지난해 5월 이 논문을 자진 철회했다. 『사이언스』 측도 이 같은 사실을 확인했다.

"미세플라스틱을 인간이 섭취하더라도 크기가 150마이크로미터 이상이면 체내에 흡수되지 않고 곧바로 대변으로 배설된다. 150마이크로미터 미만이면 혈관과 조직을 연결하는 림프계를 통해 체내에 흡수될 가능성은 있지만 실제 그 확률은 0.3% 이하로 낮다. 또 림프계로 넘어가더라도 0.2마이크로미터보다 큰 입자는 비장에서 여과작용에 의해 제거된다"고 전문가들은 말한다. 한마디로 안전하다는 뜻이다.

사실 플라스틱은 물에 녹지도, 소화효소에 의해 분해되지도 않으며, 화학적으로 유독물질이 아니기 때문에 인체에 미치는 생리적 영향이 거의 없는 물질이다. 물론 종류에 따라서 환경호르몬 등을 소량 배출하는 것이 드물게 있긴 하다. 또 간혹 가루가 미세먼지에 섞여 호흡기로 미량 들어갈 수도 있다.

그러나 매연이나 황사, 온갖 화학물질 범벅인 1군 발암물질로 지정된 미세먼지하고는 그 유해성이 비교되지 않을 정도로 미약하다. 더욱이 미세플라스틱 가루가 공기 중에 비산해 호흡기로 들어갈 가능성도 그렇게 높지가 않다.

현재의 오염 상태가 보기에 따라서 심각할 수는 있다. 주위에는 크고 작은 미세플라스틱이 지천이기 때문이다. 최근 조사에서 바닷물 1리터당 서해안 125개·남해안 77개·동해안 93개가 검출됐다. 모래 100g당 서해 338개·남해 271개·동해 180개, 바지락에는 100g당 서해 102개·남해 46개, 소라는 서해 48개·동해 57개가 나왔다. 맥주, 천일염에서도 발견됐다.

2018년 미국 미네소타대학 연구팀은 전 세계 수돗물·맥주·천일염 속 미세플라스틱을 조사했다. 수돗물은 5대륙 18개국, 맥주는 미 북부 오대호 근방 12종, 천일염은 세계 유통 12종을 검사하니, 81%의 수돗물에서 1리터당 5.45개, 모든 맥주에서 1리터당 4개, 모든 천일염에서 1kg당 212개가 검출됐다는 분석이었다. 충격적이라고 했다.

플라스틱의 재료는 원래 지구에 존재하는 천연물질이다. 즉 석유로부터 나오는 에틸렌, 아크릴렌, 비닐 등을 연결해 고분자로 만든 것이다. 원자재는 인체에 해로울 수도 있으나 플라스틱으로 만들면 해가 없는 물질이 된다. 이를 발명한 사람이 노벨상을 탔을 정도로 획기적인 제품이었다.

그럼 대처 방안은 없을까. 사용을 자제하거나 버리지 않거나 재활용률을 높이는 방법이다. 그러나 한계가 있다. 현재 세계적으로 7% 정도만 재활용되고 대부분은 버려진다. 더 어렵게 하는 것은 그 많은 종류가 우리의 일상생활과 과도하게 밀착되어 있어 많은 양을 계속 사용할 수밖에 없다는 점이다.

실제 플라스틱이 인체에 미치는 화학적, 생리적 위험성은 그렇게 크지 않다는 것이 위안이라면 위안이다. 환경적인 문제를 빼고는 말이다. 세간에는 항상 실체 이상의 상황을 상정해 공포 분위기를 조성하고 또 그런 분위기를 즐기면서 이익을 챙기려는 부류가 있다. 과장과 침소봉대를 일삼으면서. 이런 미세플라스틱은 호흡기나 음식에 딸려 들어가는 매연, 흙먼지, 돌가루, 쇳가루, 산업 및 생활폐기물, 미세먼지 등에 비하면 그 위해성은 걱정할 정도가 아닌데도 말이다.

# 커피의 두 얼굴

커피는 최근 폭발적으로 시장이 커진 제품이다. 업계가 추산하는 국내 커피 관련 시장 규모가 연 10조원 정도, 전 국민이 하루에 한 잔 이상을 마신 수치다. 실로 놀랍다. 주식인 쌀의 시장 규모를 훨씬 능가한다.

도심에는 한 집 건너 한 집이 카페라고 해도 과언이 아니다. 식후, 특히 점심식사 후에 커피 한 잔을 마시는 것이 습관이 된 사람들이 많다. 기름지거나 자극적인 음식을 먹고 난 뒤 입 안을 개운하게 하기 위해, 업무 복귀 후 쏟아지는 졸음을 막기 위해, 혹은 그냥 커피의 맛과 향이 좋아서도 마신다.

일하다가 피로함을 느낄 때면 자연스레 '커피 한잔 마시고 할까?'하는 생각이 든다. 커피 속 카페인이 각성효과를 주기 때문이다. 한때는 카페인이 독성이 있는 향정신성물질로 취급되면서 커피에 대한 유해론이 많았다. LD50[12]을 거론하며 독성물질이자, 향정신성물질, 혹은 발암물질로 취급하여 극도로 기피하는 부류도 있었다. 그런데 최근에 와서는 커피의 장점이 부각되면서 이에 대한 우려의 목소리가 힘을 잃

---

12  Lethal Dose, 실험동물군의 50%를 치사시키는 독성물질의 양. 동물의 체중 1kg에 대한 독물량(mg)으로 나타낸다. 반수치사량이라고도 한다.

었다. 2군 발암물질로 취급되던 것이 이제는 항암물질로 거론되면서 오명으로부터 명예를 회복하는 반전이 마련됐다.

카페인의 각성효과는 카페인의 분자구조와 비슷한 피로 신호 물질 인 아데노신adenosine에 기인한다. 과다한 에너지 소모에 의해 생기는 아 데노신은 뇌의 수용 부위에 결합하여 피로를 느끼게 한다. 이 부위에 카페인이 대신 결합하여 아데노신의 결합을 방해해 일시적으로 피곤 함을 느끼지 못하게 해준다는 게 그 원리이다.

카페인의 독성은 식물에게도 해가 돼 이들 식물 주변에서는 다른 식물이 자라기가 어렵다. 카페인이 농축된 토양에는 스스로도 성장이 어려워 커피농장은 10~25년마다 자리를 옮길 정도다. 그러나 수백 년 동안 마셔오면서 이런 우려보다 우리에게 주는 즐거움이 더 크고 일상 마시는 양으로는 그렇게 해롭지 않다는 것을 우리 스스로 몸으로 체득 했기 때문에 나쁘다는 주장이 설득력을 잃었다.

커피가 인체에 미치는 영향에 대해서는 그동안 의견이 분분했다. 아래는 여러 연구 결과로 밝혀진 커피의 좋은 점과 나쁜 점이다. 이때 까지 나쁜 점이 부각되다가 최근에 와서는 좋다는 여론이 우세하면서 국제암연구소도 발암물질 목록에서 이를 해제하고 공신력 있는 연구 기관도 예찬일변도로 돌아서 일면 조령모개하는 행태를 보이고 있다.

*과거에 회자되던 나쁜 점

– 카페인은 위벽을 자극해 위산 분비를 촉진하며 위산의 역류로 속쓰림이 심해진
  다.

– 커피는 국제암연구소가 지정한 2군 발암물질이다.

– 카페인은 칼슘의 흡수를 막고 몸속 칼슘을 빠져나가게 해 골다공증의 원인이 된

다.

– 방광근육을 자극해 요의를 일으킨다. 방광염을 악화시키는 대표적 음식이다.

– 심장 근육을 자극해 박동수를 증가시켜 혈압을 상승시킨다.

– 하루 7잔 이상의 커피는 저체중 출산, 조산의 위험성을 높인다.

– 시력이 손상될 수 있으며, 심지어 시력을 잃을 수도 있다.

– 비만의 원인이다.

– 로스팅 때 생기는 아크릴아마이드와 4-메틸이미다졸은 각각 1군과 2군 발암물
 질이다.


*새로 부각된 좋은 점

– 미 국립보건원은 커피를 많이 마시는 사람일수록 오래 사는 경향이 있다고 발표
 했다.

– 경도인지장애 노인에게 치매 예방 효과가 있다.

– 유방암, 자궁내막암, 대장암, 피부암, 전립선암의 위험을 줄인다.

– 심장질환 발병 위험을 줄일 수 있다.

– 하루에 한 잔 이상의 커피를 마시면 뇌졸중 확률을 22~25% 낮춘다.

– 하루 2~3잔을 매일 규칙적으로 마시는 것이 간 섬유화를 덜 하게 한다.

– 당뇨병 발병 위험을 줄일 수 있다

– 4잔 이상은 통풍 발생을 평균 57%나 낮춘다.

– 매일 4잔을 마시면 담석증의 발생률이 25~45% 줄어든다.

– 하루 1~2잔의 커피가 혈관의 신축성을 25% 높인다.

– 이 외 숙취 해소, 우울증 감소, 지방 분해, 다이어트 효과, 두뇌 보호, 파킨슨병의
 예방 등에 효과가 있다.

모두 쟁쟁한 연구자 혹은 연구기관이 내놓은 결과이지만 이렇게 좋고 나쁨이 변화무쌍하게 바뀌다 보니 그 결과를 소비자가 신뢰하기에는 어려운 면이 있다.

국제암연구소도 1991년 커피 자체를 발암물질 2B군(인체발암가능물질)으로 분류했다가 최근 발암성을 의심할 근거가 없다면서 무해한 물질로 재분류했다. 작년에는 미국의 식생활지침자문위원회(DGAC)도 적당한 양의 커피가 건강에 도움이 된다고 밝혔다.

원래 커피에 있던 혹은 로스팅에 의해 새로 생겨난 물질 중 어떤 성분이 어떤 효과를 나타내는지는 아직 확연히 밝혀져 있지 않다. 실험설계가 허술하면 시험할 때마다 그 결과는 조금씩 달라질 수 있다. 같은 자료에 상반된 약효가 나오는 그들의 실험결과도 의심스럽다. 이는 커피를 연구 대상으로 삼아 신뢰성 떨어지는 결과를 어중이떠중이들이 경쟁적으로 많이도 양산했다는 뜻이기도 하다.

정확한 효능은 반복되는 연구에 의해 신뢰성이 쌓이고 과거의 결과에 재현성이 지속적으로 나타나야 하고 교과서에도 실려야 보편적 사실로 받아들여진다. 위의 주장들은 아직 결론이 난 공인된 학설이 아니다. 더 시간이 필요할 것 같다. 위의 두 주장은 아직 소비자에게 100% 신뢰를 줄 만한 결과라고는 믿기지 않는다. 아직은 크게 의미를 두지는 않아도 될 듯하다.

여담으로 어떤 책에서 읽었던 역사 속 이야기를 적어본다. 스웨덴 국왕 구스타브 3세는 한창 인기가 있던 커피의 유해성을 두고 논란이 일자 커피의 독성을 증명하고자 했다.

18세기 한 살인범에게 죽을 때까지 날마다 커피를 마시도록 하고, 다른 살인범은 차를 마시도록 했다. 누가 먼저 죽나 비교해 커피의 독성을 증명하기 위해서였다. 이를 감독하기 위해 두 명의 의사가 임명되었는데 이 긴 실험 동안 가장 먼저 죽은 사람은 두 의사였다. 다음으로는 1792년 왕이 암살되었고, 그 뒤 수년이 지나 두 살인범 중 한 사람이 먼저 죽었다. 83세였는데 차를 마셔온 쪽이었다.

필자도 위의 새로운 주장 탓에 커피에 대한 부정적인 생각이 엷어져 이제 하루에 한 잔 이상 마시는 것이 습관화됐다. 다소 중독성을 의식하고 또 느끼면서.

# 식품 유통기한, 믿어도 될까?

식품의 유통기한이란 제품의 제조일로부터 소비자에게 판매가 허용된 기한을 말한다. 이 기간까지 제조업체가 제품의 품질이나 안전성에 대해 보장하고 책임진다는 뜻이다.

소비자가 상품의 구매 시 가장 중시하는 요소가 유통기한이다. 일반적으로 유통기한이 오래 남은 것을 선호하고 유통기한 내의 상품에 대해서는 신뢰하는 경향이 높다. 그런데 구매 후 보관하다가 깜박하고 유통기한이 지나버린 식품에 대해서는 상태를 살피면서 고민한다. 버리는 경우가 많지만 가끔 괜찮을 것 같아 먹으면서도 찜찜함을 떨칠 수가 없다.

결론부터 말하자면 유통기한은 업자가 판매기한을 설정한 것이지 소비기한이 아니기 때문에 보관 상태에 따라서는 얼마든지 식용할 수 있다. 포장을 뜯었을 경우엔 버려야 하지만 개봉하지 않은 완제품의 경우에는 냄새, 색깔 등 감각적으로 변화를 느끼지 못한다면 식용에 문제가 없다는 말이다.

실제 유통기한은 냉장보관을 하지 않은 경우 등 다양한 변수를 감안해서 결정하기 때문에 음식이 상하는 시간과는 차이가 있다. 예를 들어 냉장을 요하는 우유의 유통기한이 제조일로부터 7일이라면 상하지 않는 기간은 10일이다. 보통 악조건에서 변질하는 기간의 60~70%를 유통기간으로 채택하도록 규정하고 있다.

한국소비자원의 조사에 의하면 유통기한이 지난 우유, 액상 커피, 치즈 등 유제품 9종을 조사했더니 온도 관리만 제대로 하면 기한 만료일 이후 최고 50일까지 섭취할 수 있는 것으로 나타났다. 통계에 따르면 유통기간 초과로 폐기되는 식품은 연 7천억원이 넘는다고 한다. 물론 국민 건강을 생각해서 철저한 관리가 필요하겠지만 유독 우리나라만 엄격한 기준을 적용해 앞으로 법제 개선이 필요하다는 주장도 있다.

2007년 1월부터는 '유통기한'에 더해 '품질유지기한'이라는 제도도 시행됐다. 식품의 특성에 맞는 적절한 보존방법과 기준에 따라 보관할 경우 해당 식품 고유의 품질이 유지될 수 있는 기한을 말한다. 보통 저장성이 우수하고 부패나 변질 우려가 없는 잼, 당류, 차류, 멸균음료, 간장, 된장, 인삼 제품, 김치, 절임식품, 전분, 벌꿀, 밀가루, 레토르트 식품, 통조림 등이 해당된다. 이런 품목은 기한이 지났더라도 안전성에 문제가 없는 것으로 보고 식용을 막지는 않는다.

2013년 7월부터는 '소비기간'이라는 표시도 가능해졌다. 취급요령을 지키면 해당 식품을 먹어도 인체에 해가 없는 기간이다. 우유와 두부의 경우 유통기한이 14일이지만 보관 요령(냉장)을 준수하면 각각 45일, 90일도 식용 가능하다. 그러나 이 경우는 관리가 철저했을 때에 한하는 것인데 얼핏 판매기간을 늘려 소비자에게 신뢰도만 높인다는 지적도 있다.

선진국에서는 대부분 유통기한 설정이 의무화되어 있지 않고 업자의 자율에 맡겨져 있다. 물론 규제는 하지만 한국처럼 그렇게 까다롭지는 않다. 세계 각국은 막대한 식량 손실을 막기 위해 유통기한을 늘리려는 추세다. 식량 자급률이 낮은 우리만 유독 짧은 판매기간을 적용하고 법규 운용 또한 매끄럽지 못하다는 지적이 있다. 유통기한이 좀 지나면 엄한 법 적용을 들이대는 관행이 하루빨리 시정돼야 한다는 불만도 표출된다. 이런 문제를 해결하기 위해 포장에 유통기한과 소비기한을 병기하자는 제안도 있다.

그렇다면 과연 식품의 유통기한은 믿어도 될까? 믿어도 된다. 오히려 우리는 너무 타이트해서 탈이다.

# 식품첨가물, 무조건 기피해야 할까?

사회의 다변화로 가공식품, 인스턴트식품이 넘쳐나고 장기보존과 유통을 위해서는 각종 식품첨가물의 사용이 불가피해졌다. 그런데 소비자는 이를 불안해 하고 먹기를 꺼려한다. 정말 그럴 필요가 있을까?

식품첨가물이란 '식품의 품질을 개량하고, 보존성 또는 기호성을 향상할 뿐만 아니라 영양가 및 식품의 가치를 증진시키는, 인간이 의도적으로 식품의 가공 시에 첨가하는 물질'로 정의한다. 까다로운 안정성 평가를 거쳐 지정된 식품첨가물이지만 소비자에게는 언제나 뜨거운 감자다. 끊임없이 일부 식품첨가물이 유해성 여부로 논란의 대상이 되고 있어서다.

2013년 일반 소비자 및 소비자단체를 대상으로 식품안전을 위협하는 가장 큰 요인은 무엇인지에 대하여 조사한 결과 식품첨가물, 환경호르몬, 농약, 유해 미생물과 중금속, 방사능 순이라고 답했다. 식품첨가물 중에서 가장 피하고 싶어 하는 것은 무엇이냐는 질문에 아황산나트륨, 아질산나트륨, 식용색소류, 화학조미료(MSG) 순으로 나타났다.

식품첨가물로 인정받으려면 대사 특성 및 독성에 대한 과학적 데이터를 근거로 인체 안전기준치를 정한다. 일일 섭취허용량 이내로 섭취 시 안전한 것으로 평가한다. 일일 섭취허용량은 '사람이 어떤 식품첨가물을 일생 동안 매일 섭취해도 유해하지 않은 체중 1kg당 일일 섭취량'을 의미한다. 그러나 소비자는 항상 과다 섭취에 의한 인체유해성 여부를 걱정한다. 소비자가 가장 우려하는 식품첨가물 중 문제가 된 몇 가지를 짚어보자.

· **아황산나트륨:** 식품 제조·가공 시에 표백, 보존, 산화 방지 목적으로 사용되는 식품첨가물이다. 아황산나트륨은 과일주스, 포도주, 잼, 물엿 같은 다양한 제품에 포함되어 있어 일상적으로 소량은 섭취하고 있다. 일일섭취허용량은 0.7mg/kg인데 우리 국민의 일일 평균섭취량은 허용치의 1/10에 불과하다. 다만, 허용치 이하라도 천식질환자나 아황산염에 민감한 사람의 경우에는 섭취 시 과민반응이 나타날 수 있기 때문에 섭취 전에 반드시 제품의 표시사항을 확인하여야 한다는 주의를 주고 있다.

· **아질산나트륨:** 식품이 선홍색을 띠게 해 먹음직스럽게 만드는 역할을 한다. 햄이나 소시지 같은 육류가공품에 많이 사용된다. 과량 섭취 시 구토, 발한, 호흡 곤란, 허탈감의 부작용이 있다. 아미노산으로부터 나오는 아민류와 반응하면 니트로소아민nitrosoamine이라는 발암물질이 만들어질 수 있다는 보고도 있다

· **식용색소류:** 사탕, 초콜릿, 청량음료, 단무지 등에 들어 있다. 선명한 색을 내고 식욕을 자극하기 위해 사용한다. 식용색소는 천연색소와 합성색소로 분류되며, 우리나라에서 허용된 식품첨가물로는 합성착색료 26품목, 천연착색료 44품목으로 현재 약 70여 품목이 지정 고시되어 있다. 합성착색료에는 식용색소녹색 제3호 등 식용타르색소 9종 16품목이 포함되어 있으며, 천연착색료는 동·식물

등의 기원으로부터 얻어지는 카로틴, 홍국색소 등이 있다. 합성한 타르색소는 과량 섭취 시 인체에 간독성, 혈소판 감소증, 천식, 암 등을 유발한다는 연구결과가 있어 논란의 대상이 되기도 한다.

· **MSG** : 〈화학조미료, MSG는 무죄〉 편에서 자세히 설명했다. 지금은 거부반응이 많이 약해졌다.

현재 식품을 가공하는 데 사용되는 첨가제는 화학합성품 400여 종, 천연물 200여 종 등 그 수는 620여 종에 달한다(착향료 360여 종류는 별도). 그중에는 인체에 무해한 것도, 고농도일 경우 해로운 것도 있다. 우리가 먹는 식품에는 한 종류의 첨가물만 들어 있는 경우는 거의 없다. 우리가 얼마나 많은 양과 어떤 종류의 첨가물을 섭취하고 있는지, 어떤 영향을 받는지에 대해서도 알 길이 없다는 거다. 식품첨가물은 소량이라 인체에 해가 없을 것으로 짐작은 가지만 장기간 사용 시 인체에 어떤 영향을 미칠지에 대해서는 예단하기 어렵다. 게다가 다른 동물에게 행한 실험결과를 사람에게 적용하는 것에 대한 타당성 여부도 여전히 논란거리다. 실제 식품첨가물 중에는 장기간 사용하다 그 부작용이 발견되어 사용 금지된 종류도 있다.

어떤 식품에 영양적인 측면과 질적 문제에 아무런 관계가 없는 인공향이 첨가되고, 색깔을 입혀 모양을 좋게 하는 것에 과연 어떤 의미가 있는지에 대해서는 진지한 고민이 필요할 것 같다. 현대인의 병중에 상당 부분이 이들 첨가물의 부작용에 의해 발생한다는 전문가의 주장도 간간이 나온다.

식품위생법이 정하는 대부분의 첨가제는 식품의 장기보존이나 유통과정 중 변질되거나 열화되는 피해를 줄이기 위해 부득이하게 허용한 것이지 결코 인체에 도움을 주기 위해 첨가를 권장하는 것은 아니라는 사실을 알아야 한다. 식품의 가공, 유통과정 중 변질과 오염에 대비해 완벽한 시설과 관리체계가 갖추어진다면 이들을 첨가할 필요가 없어질 것이다. 소비자가 색깔과 형태, 맛으로만 식품을 고르는 태도를 지양하고 영양가와 안전성에 기준을 두는 안목이 있다면 앞으로 식품 첨가물의 사용이 차츰 줄어들 것으로 기대한다. 아울러 식품의 포장 용기에 반드시 성분을 표시하도록 법으로 규정하는 만큼 소비자들도 이를 꼼꼼히 살피는 습관이 필요하다.

# 방부제는 억울하다

식품첨가물 중에 소비자가 가장 꺼려하는 것이 방부제가 아닌가 싶다. 과연 그렇게 인체에 해로운 것일까?

　미생물의 생육을 억제하는 화학적 보존제는 크게 살균제, 항균제, 방부제로 나눌 수 있다. 살균제는 인체에도 유해하게 작용하기 때문에 식품에는 사용할 수 없고, 용기나 기구의 살균이나 멸균 등에 한정적으로 쓰인다. 항균제는 미생물을 죽이지는 못하나 생육을 억제하여 식품의 보존을 가능하게 하는 물질이다. 방부제도 일종의 항균제에 속한다. 이 중에는 치료약인 항생제도 포함되나 식품에는 법적으로 사용이 불가능하다. 의약품으로 사용되는 항생제가 가장 인체에 안전하고 항균성이 좋긴 하지만 잦은 사용에 의한 내성균의 출현을 우려해서 식품에의 사용을 금지했다.

　방부제처리법은 식품의 보존을 위해 가장 많이 사용되는 방법으로 대개 화학적으로 합성한 물질이 사용된다. 현재 사용되는 것은 4~5가지 종류이며 대부분이 수분이 포함된 인스턴트식품에 첨가된다.

　방부제는 '저농도에서는 인체에 무해해야 하며 식품의 맛 등에 부정적인 영향을 미치지 않으면서 변질만을 막아주는 물질이어야 한다'고 정의한다. 그런데 시중에는 방부제의 인체유해성에 대한 우려가 실제 이상으로 과장되고 있다. 마치 먹어서는 안 되는 물질을 속여서 먹이는 것처럼, 방부제가 소량이라도 들어 있기만 하면 기피의 대상으로 삼는 분위기이다. 일반인은 미생물의 생육을 억제하는 용도로 사용되는 보존료가 마치 내 몸도 손상시키는 것이 아닐까 하고 걱정한다. 그러나 보존료는 미생물을 죽이는 것이 아니라 증식을 억제하는 물질이며 인체에는 영향이 없거나 미미한 물질이다.

물론 모든 방부제에는 허용치가 있다. 대량으로 동물에 실험하면 독성이 나타나는데, 독성이 나타나는 기준량의 1/100 이하를 허용치로 정하기 때문에 충분히 안전하다. 우리가 늘 먹는 소금에도 독성이 있고 허용치가 있다.

시중에서 가장 많이 사용되는 방부제는 소르빈산이다. 이 물질은 천연에도 존재하고 안전성에 전혀 문제가 없는 것으로 알려져 있다. 식품의약품안전처는 유통 중인 소시지 등 37개 품목 610건에 대해 조사한 결과 소르빈산이 일일 섭취허용량의 최대 0.89%에 그쳐 안전한 수준이라고 밝히고 있다.

식품에 허용되는 보존료는 소르빈산, 안식향산, 파라옥시안식향산, 프로피온산 등이다. 소르빈산은 젖산 및 사과산과 비슷한 화학구조를 가진다. 그래서 미생물의 해당 효소가 소르빈산을 즉, 미생물에 선택적으로 독성을 나타낸다는 뜻이다.

소르빈산과 안식향산은 원래는 자연에서 채취한 천연물이다. 안식향산은 쪽동백나무 수액에서, 소르빈산도 북반구의 흔한 장미과 마가목나무 열매에서 나온 유기산의 한 종류다. 또 안식향산은 100년 넘게 사용되면서 검증을 거친 물질이다. 오랜 세월 안전성이 확보된 보존료라고 볼 수 있으며 합성했다 뿐이지 원래는 소비자가 좋아하는 천연물질이다.

국내 식품위생법은 세계 최고 수준으로 까다롭다. 오히려 너무 지나쳐서 사업을 할 수 없다는 업계의 불만이 엄살이 아닐 정도다. 공장주가 내가 만든 식품은 내 자식에게 먹이지 않는다던 그런 비양심적인 시대는 지난 지가 오래다.

# 우리는 TV 쇼닥터에게 속고 있다

초판 1쇄 발행  2019년 8월 19일
초판 2쇄 발행  2019년 9월 29일

지은이    이태호
펴낸이    정상우
편 집     이민정
디자인    황혜연
관 리     남영애 김명희

펴낸곳    오픈하우스
출판등록  2007년 11월 29일(제13-237호)
주소      서울시 마포구 동교로13길 34(04003)
전화번호  02-333-3705
팩스      02-333-3745
facebook.com/openhouse.kr
instagram.com/openhousebooks

ISBN 979-11-88285-69-3  03510